Trennkost
6-Wochen-Kur

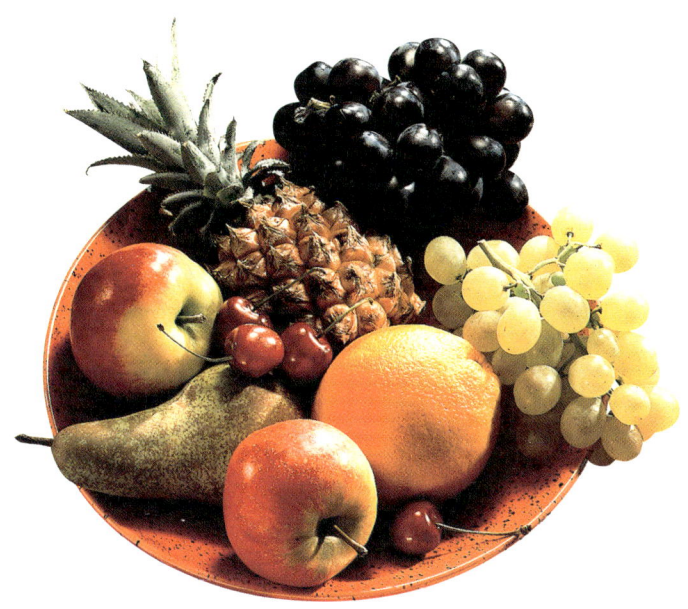

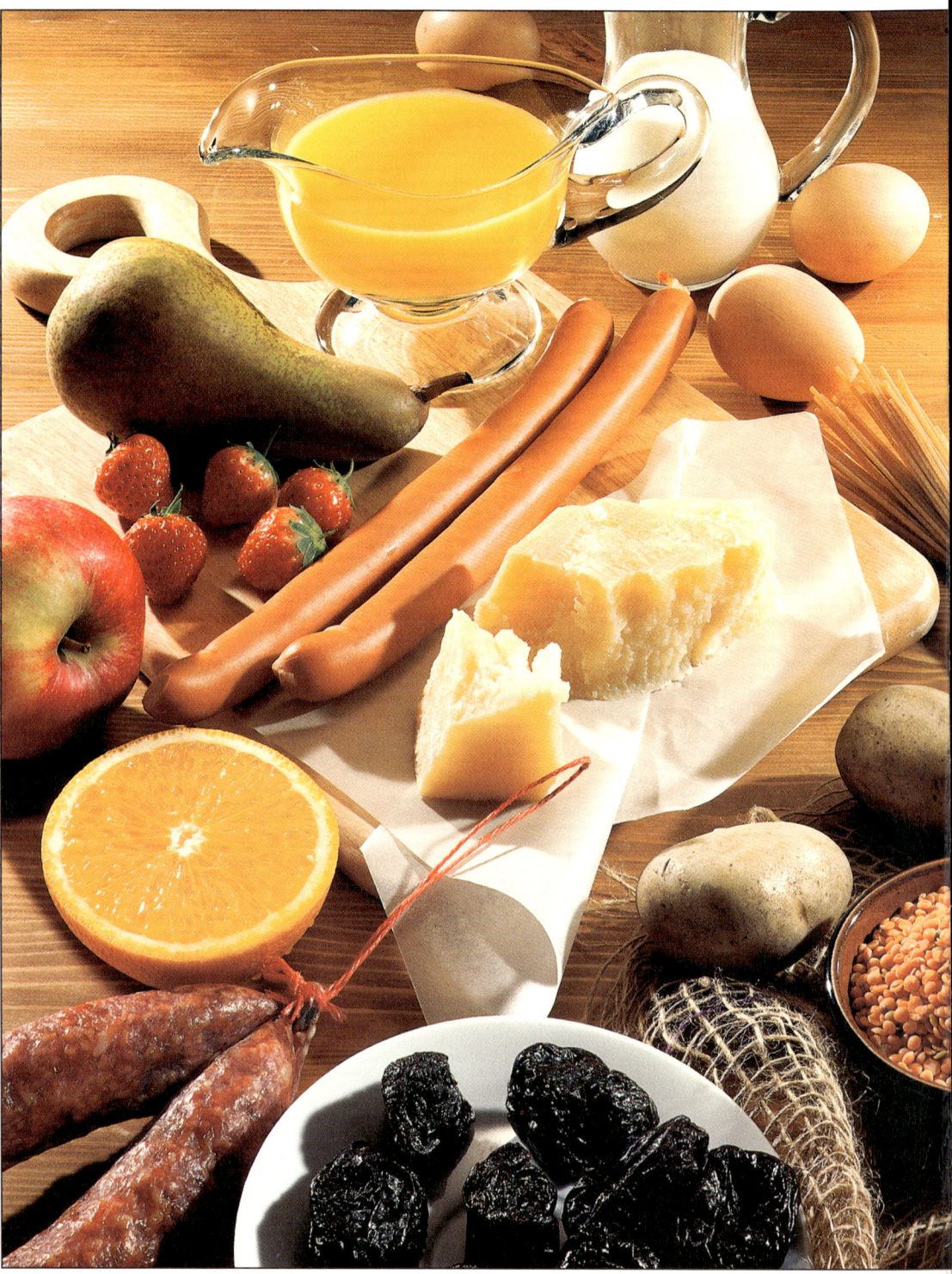

Ursula Summ

Erfolgreich schlank durch die

Trennkost
6-Wochen-Kur

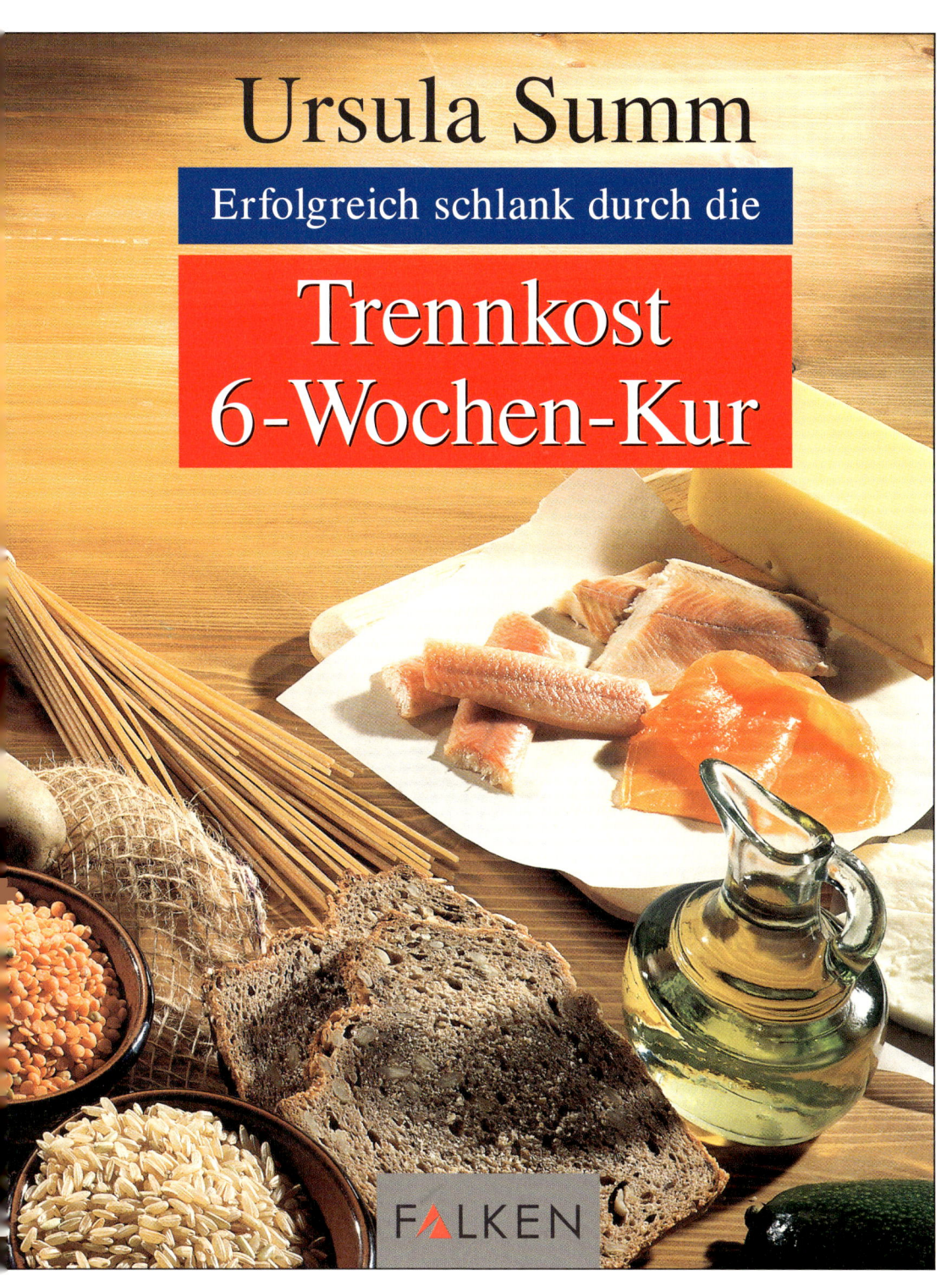

FALKEN

Allen Leserinnen und Lesern, die mehr über die Trennkost erfahren wollen,
gibt die Autorin dieses Buches gerne Auskunft. Die Adresse lautet:
Ursula Summ
Am Wickerbach 5c
65719 Hofheim-Wallau
Weitere Informationen zu Trennkost finden Sie im Internet: www.trennkost.de

Im FALKEN Verlag sind viele attraktive Titel zum Thema „Trennkost" erschienen.
Sie erhalten sie überall dort, wo es Bücher gibt.

Sie finden uns im Internet: **www.falken.de**

Dieses Buch wurde auf chlorfrei gebleichtem und säurefreiem Papier gedruckt.

ISBN 3 8068 1968 8

© 1998/1999 by FALKEN Verlag, 65527 Niedernhausen/Ts.

Umschlaggestaltung: Peter Udo Pinzer
Redaktion: Astrid Waller
Redaktion dieser Auflage: Barbara Fleig
Herstellung: Harald Kraft
Umschlagfotos: TLC-Foto-Studio GmbH, Velen-Ramsdorf (vorne: „Mangoldröllchen mit Kräutersauce",
S. 56; hinten: „Pikante Nudelsuppe", S. 78)
Fotos: Foto Blum, Rennerod: S. 6; **TLC-Foto-Studio GmbH,** Velen-Ramsdorf: S. 2/3, 26/27, 29, 36,
39, 41, 53, 57, 60, 78, 81 und 87; **alle anderen Fotos: FALKEN Archiv: TLC,** außer: **W. Feiler:** S. 11/
M. Wissing: S. 18/Zöltsch: S. 8

Die Ratschläge in diesem Buch sind von der Autorin und vom Verlag sorgfältig erwogen und geprüft,
dennoch kann eine Garantie nicht übernommen werden. Eine Haftung der Autorin bzw. des Verlags
und seiner Beauftragten für Personen-, Sach- und Vermögensschäden ist ausgeschlossen.

Satz: Die Feder GmbH, Wetzlar
Druck: Bonitas-Bauer, Würzburg

817 2635

Inhalt

Vorwort

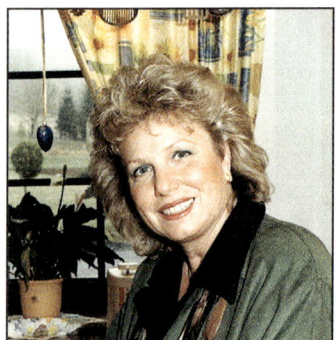

Wenn auch Ihnen der Satz „Ich muß unbedingt abnehmen!" ständig im Kopf herumschwirrt, Sie aber weder hungern noch fasten möchten, dann versuchen Sie es doch einmal mit der Hayschen Trennkost. Egal, ob Sie zum Frühstück Müsli oder Brot bevorzugen, als Zwischenmahlzeit etwas Süßes oder Herzhaftes lieben, zum Mittagessen zwischen Gemüse, Fleisch und Fisch auswählen möchten und am Abend eine Suppe oder ein Kartoffelgratin wünschen – mit der Trennkost kann man sich jeden Essenswunsch erfüllen.

Lediglich die Kombinationen der einzelnen Speisen sind wichtig und natürlich auch der Anteil an Gemüse, Salat, Rohkost und Obst. Hier stecken nämlich die „kleinen Schlankmacher" drin, die fähig sind, den Stoffwechsel auf Trab zu bringen, die Nieren zu aktivieren und langsam Fettdepots aufzulösen. Gleichzeitig findet eine behutsame Entgiftung und Entsäuerung der Körperzellen und des Gewebes statt. Und damit hat sich endlich bewiesen: Blitz- und Crashdiäten sind „out", die sanfte Methode der Gewichtsabnahme hingegen ist „in" und garantiert einen lang anhaltenden Erfolg.

Doch bevor Sie nun euphorisch mit der Trennkost loslegen, gebe ich Ihnen ein paar Tips und Anregungen, die Ihnen in den nächsten sechs Wochen Hilfe und Stütze sein sollen. Denn jeder, der schon einmal den Versuch wagte abzunehmen, kennt die Gefühle, die einen während einer Gewichtsreduktion beschleichen: einerseits das Problem der „leicht aus den Fugen geratenen Figur", andererseits die verlockenden Angebote genußvoller Speisen und Getränke. So haben Schokolade, Eis, Kuchen oder Alkohol schon so manche festen Diätpläne durchkreuzt. Zurück bleiben Schuldgefühle, Hilflosigkeit und ein wenig Eigenhaß. Der vermeintlich zu dicke Po oder die viel zu breiten Hüften bereiten ein negatives Selbstwertgefühl, und es ist schon ein Phänomen, daß selbst die Schönsten der Schönen an sich selbst herumzumäkeln haben.

Darum, überfordern Sie sich nicht, und vor allem: Seien Sie fair zu Ihrem Körper. Geben Sie ihm die Chance, das gesetzte Ziel in Ruhe und ohne Komplikationen zu erreichen. Hunger tut weh und ist zudem nicht geeignet, im Kopf neue Weichen zu stellen. Entdecken Sie lieber Ihre eigene positive Kraft, indem Sie sich selbst wich-

tige Impulse zuspielen. Dazu gehört auch, damit aufzuhören, sich ständig auf die eigenen Makel zu konzentrieren.
Schauen Sie sich lieber Ihre Schokoladenseite an, und produzieren Sie in sich selbst eine ausgeglichene Stimmung. Räumen Sie solche Stolpersteine aus dem Weg, die sich bei Gewichtsabnahmen noch nie bewährt haben, wie Hungern, Selbstkasteiung, ständiges Wiegen, Schönheitswahn, Hang zur Perfektion oder gar Schuldgefühle. Besser ist es, Sie legen sich eine Strategie zurecht und schalten somit alle Hindernisse, wie Süß- oder Heißhunger, aus.
Sie sollten vor Beginn Ihrer Trennkostkur den folgenden Informationsteil aufmerksam durchlesen, was besonders dann gilt, wenn Sie mit dem Trennkostprinzip noch nicht so vertraut sind. Sie finden dort Interessantes über die Trennkost und viel Wissenswertes zum Abnehmen mit dieser Ernährungsweise. Der anschließende Rezeptteil zeigt Ihnen, wie einfach es ist, mit Trennkost abzunehmen, ohne daß dabei Abwechslung und Genuß zu kurz kommen.
Ich wünsche Ihnen viel Spaß und großen Erfolg.

Herzlichst
Ihre Ursula Summ

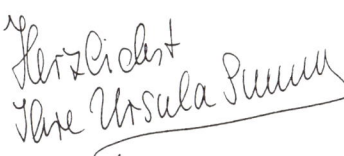

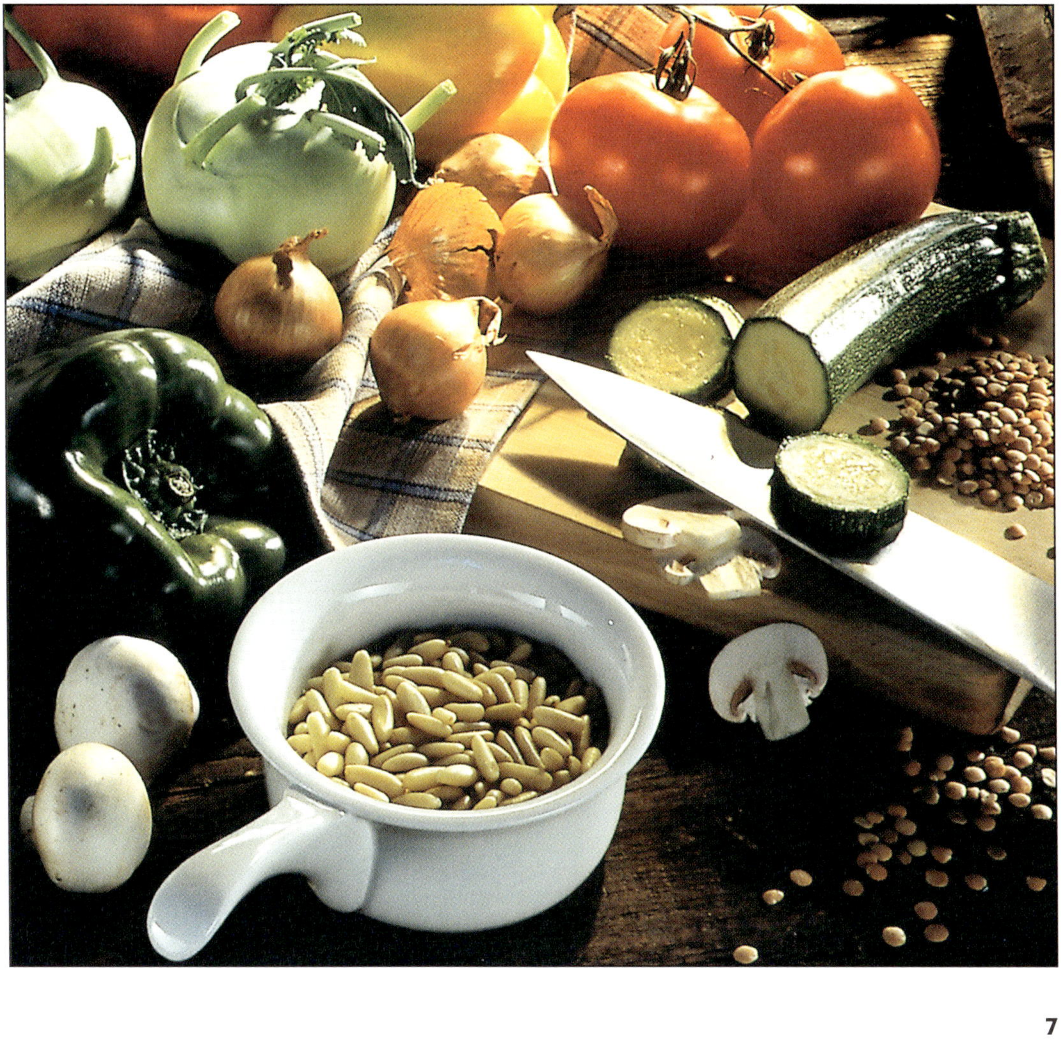

Trennkost –
die gute Idee

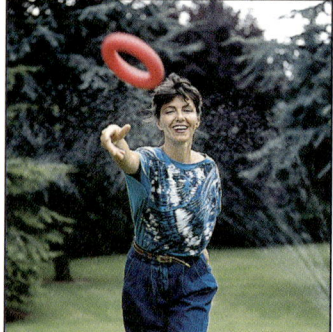

Die Philosophie des Dr. Hay

Anfang dieses Jahrhunderts entwickelte der amerikanische Arzt Dr. Howard Hay das Konzept der Trennkost, um sein eigenes schweres Nierenleiden zu kurieren. Da ihm kein Arzt helfen konnte, erforschte er selbst seine Krankheit und bekam dabei interessante Erkenntnisse über den menschlichen Körper.

Er stellte fest, daß dieser zu 80% aus basischen und zu 20% aus sauren Elementen besteht. Dementsprechend setzte er nun seine Nahrung zusammen und aß vorwiegend basenbildende und weniger säurebildende Lebensmittel. Außerdem trennte er kohlenhydrathaltige Nahrungsmittel von eiweißhaltigen und besserte durch diese Trennung und bewußte Zusammensetzung der Kost seinen Gesundheitszustand.

Auch wenn der gesundheitliche Wert der Trennkost bis heute nicht wissenschaftlich bewiesen ist, zeigt diese harmonische Ernährungsform dennoch bei Übergewicht, aber auch bei verschiedenen Stoffwechselerkrankungen, rheumatischen Beschwerden, Migräne, Kreislauferkrankungen und Ekzemen Wirkung. Dies ist vor allem auf die Entlastung der Verdauungsorgane und die Regulation des Säure-Basen-Gleichgewichts im Körper zurückzuführen.

Essen im Einklang
mit unserem Körper

Neben Mund, Magen und Darm sind noch weitere Organe in unserem Körper am Verdauungsprozeß beteiligt. Eine wichtige Rolle spielt zum Beispiel die Bauchspeicheldrüse (Pankreas). Sie erfüllt mehrere lebensnotwendige Aufgaben und ist daher unersetzlich. Sie gibt Verdauungssäfte zur Kohlenhydratverdauung ab und stellt nicht nur die Enzyme zur weiteren Aufspaltung der Eiweiße her, sondern sie produziert zusätzlich fettspaltende Enzyme. Diese ganzen Verdauungssäfte werden in den Dünndarm abgegeben und zerlegen dort die bereits im Mund bzw. Magen vorverdauten Nährstoffe vollständig. Aber damit ist die Aufgabe der Bauchspeicheldrüse noch lange nicht beendet, denn sie muß außerdem für einen ausgeglichenen Blutzuckerspiegel sorgen, indem sie bei Bedarf Insulin oder Glukagon produziert.

Nur wenn dieses gesamte Verdauungssystem nicht überfordert wird, können die komplizierten Vorgänge reibungslos ablaufen. Werden beispielsweise Nahrungsmittel ständig falsch kombiniert und zudem in viel zu großen Mengen verzehrt, kann es durch die Überbeanspruchung der Organe zu einer verzögerten und nicht ausreichenden Verdauung kommen. Liegen die unvollständig verdauten Nahrungsbestandteile zu lange im Darm, entstehen durch Wärme und Feuchtigkeit Gär- und Fäulnisprodukte. Das Übel daran ist, daß auch diese Nahrungsbestandteile von den Darmzotten aufgesogen werden und somit zur Leber gelangen.

Die Leber, unser körpereigenes „Labor", muß alle ankommenden Stoffe annehmen, umbauen, entgiften, teilweise speichern oder an Zellen anderer Organe weiterleiten. Folglich ist die Leber das zentrale Organ unseres Körpers und leidet ebenfalls unter ungünstig zusammengestellter Nahrung.

Das Säure-Basen-Gleichgewicht

Wie bereits erwähnt, ist ein weiterer Kernpunkt der Hayschen Ernährungslehre das Streben nach einem ausgeglichenen Säure-Basen-Haushalt. Nach der Aufspaltung und Verstoffwechselung von eiweißreichen Lebensmitteln, wie Fleisch, Fisch, Käse, Eiern und Wurst, aber auch einigen kohlenhydrathaltigen Lebensmitteln, wie Zucker, poliertem Reis und geschältem Getreide, bleiben saure Abfallstoffe zurück. Diese überschüssigen Säuren werden im Bindegewebe, in Zellen, Gefäßwänden oder Gelenken eingelagert und führen zu einer Übersäuerung des Körpers. Dadurch kann es mit der Zeit zu Kopfschmerzen, Verspannungen, Rheuma, Gicht, Arthrose, Bandscheibenbeschwerden oder Herz-Kreislauf-Problemen kommen.

Als Ausgleich für ein saures Milieu verfügt der menschliche Körper über ein Basendepot. Gemüse, Salat, Rohkost, Obst sowie Keimlinge, Nüsse und Kerne gelten als Basenlieferanten. Die

Basen werden in unseren Knochen, Knorpeln, Sehnen, Bändern und in der Muskulatur gespeichert. Wird unser Körper nun mit Säuren überbelastet und fehlen ihm in der Nahrung die Basenlieferanten, so baut er Muskulatur, Knochen, Sehnen und Bänder ab, was mit der Zeit zur Auflösung dieser führen kann.

Aus diesem Grund sollten die täglichen Mahlzeiten zu 20% aus säurebildenden und zu 80% aus basenbildenden Nahrungsmitteln bestehen. Dieser Forderung werden Sie beispielsweise gerecht, wenn Sie etwa 100 g Fleisch, Fisch, Eier oder Käse mit 300 bis 400 g Gemüse, Salat oder Rohkost kombinieren. Die Rezepte in diesem Buch berücksichtigen diesen Anspruch weitgehend.

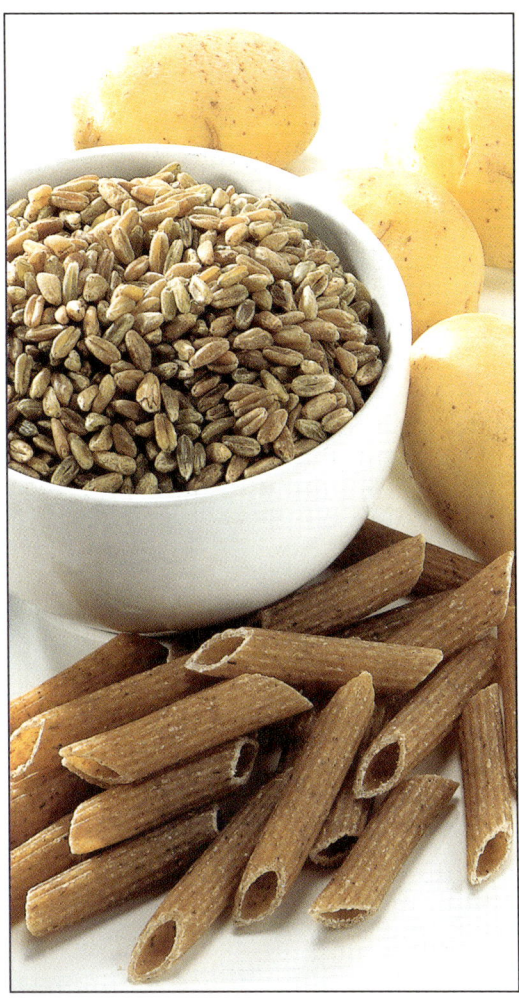

Wie funktioniert die Trennkost?

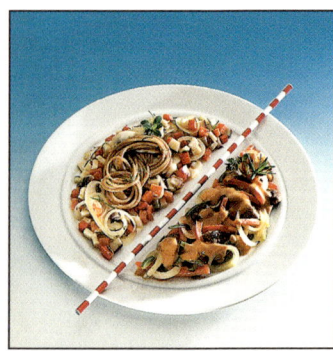

Das Trennungsprinzip

Der Name an sich stellt bereits das Hauptmerkmal der Trennkost ganz deutlich heraus: die Trennung von überwiegend eiweißhaltigen und überwiegend kohlenhydrathaltigen Nahrungsmitteln. Daß Trennkostmahlzeiten verträglicher sind als die üblicherweise zusammengestellten Speisen, liegt an der Biochemie unseres Körpers, denn unterschiedliche Speisen werden auch mit unterschiedlichen Verdauungssäften aufgespalten. Kohlenhydrate werden in einem basischen Milieu verdaut, während Eiweiße ein saures benötigen.

Kohlenhydrate kommen reichlich in Getreide, Brot, Nudeln, Kartoffeln und Reis vor. Ihre Verdauung beginnt bereits im Mund durch die Einwirkung der Amylase, einem Enzym des Speichels. Eiweiß, wie es in größeren Mengen in Fleisch, Fisch, Käse oder Eiern vorkommt, wird nicht im Mund, sondern erst im Magen aufgespalten, in dem ein saures Milieu herrscht. Hier werden die Verdauungssäfte gebildet, die dort mit der Zerkleinerung der Eiweiße beginnen.

Ißt man reichlich Eiweiße und Kohlenhydrate zusammen während einer Mahlzeit, so hat man die „Verdauungsgesetze" gebrochen, und Speisen können somit schwerer verdaulich werden. Damit die einzelnen Nahrungsmittel richtig miteinander kombiniert werden können, und somit eine Überbelastung der Organe vermieden und das Säure-Basen-Gleichgewicht aufrechterhalten bleibt, teilte Dr. Hay die stark eiweißhaltigen und die stark kohlenhydrathaltigen Nahrungsmittel in die Eiweiß- bzw. Kohlenhydratgruppe ein. Zusätzlich erarbeitete er eine dritte Gruppe. Er bezeichnete die Speisen aus dieser Gruppe als neutral. Da diese Nahrungsmittel weder die Eiweiß- noch die Kohlenhydratverdauung stören, dürfen sie sowohl mit eiweißreicher als auch mit kohlenhydratreicher Kost gemeinsam gegessen werden. Oftmals empfindet man die Zuordnung bestimmter Nahrungsmittel in die entsprechenden Gruppen als widersprüchlich; sie beruht aber auf mehrjährigen Erfahrungen. Im Trennungsplan auf den Seiten 12 und 13 können Sie erkennen, welche Nahrungsmittel in welche Gruppe gehören.

Naturbelassene Nahrungsmittel

Eine weitere Forderung Dr. Hays ist die nach dem Verzehr von naturbelassenen Nahrungsmitteln. Industriell stark bearbeiteten oder raffinierten Lebensmitteln fehlen oft wertvolle Inhaltsstoffe, wie Vitamine, Mineralstoffe oder Ballaststoffe. Ein Mangel an diesen Bestandteilen führt zu verminderter Vitalität und höherer Anfälligkeit gegenüber Krankheiten.

Oftmals enthalten industriell verarbeitete Lebensmittel Zusatzstoffe, wie Konservierungsmittel, Farbstoffe oder Geschmacksverstärker, deren übermäßiger Verzehr zu Allergien oder sonstigen Zivilisationskrankheiten führen kann.

Im Sinne der Trennkost sollten Sie daher weitestgehend auf industriell hergestellte Kost verzichten und naturbelassene Nahrungsmittel bevorzugen.

Gute Argumente für die Trennkost

Kritiker der Trennkost behaupten immer wieder, die Trennung der Eiweiße von den Kohlenhydraten sei unsinnig, da der Körper fähig ist, beides zur gleichen Zeit zu verdauen. Die Antwort darauf ist: Natürlich ist der Körper in der Lage dies zu tun – aber unter welchen Bedingungen? Nicht umsonst leiden Millionen von Menschen unter Magen- und Darmstörungen. Warum haben säurehemmende Mittel für den Magen und Abführmittel für den Darm Hochkonjunktur?

Nicht zu vergessen die vielen Diabetiker, die schon in frühen Jahren durch die Erschöpfung der Bauchspeicheldrüse an Altersdiabetes erkranken. Diese Tatsachen sollten zu denken geben. Trennkost bedeutet lediglich, eine gewisse Ordnung in die täglichen Mahlzeiten zu bringen, und was ist denn gegen eine harmonische Ernährung einzuwenden?

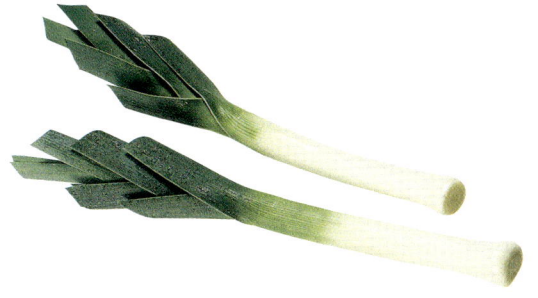

Ein paar Worte zum Umgang mit dem Trennungsplan

Im Trennungsplan sehen Sie auf einen Blick, welche Nahrungsmittel welcher Gruppe zugeordnet sind. Über diese Informationen hinaus finden Sie hier auch nützliche Tips, wie Sie bestimmte Speisen trennkostgerecht zubereiten können oder welche Zutaten Sie austauschen müssen, um das Trennkostprinzip zu erfüllen.

Das sollten Sie beachten

• Verzehren Sie innerhalb einer Mahlzeit immer nur eine Eiweißart bzw. eine Kohlenhydratkomponente, das heißt: entweder Fleisch oder Fisch bzw. Reis, Nudeln oder Kartoffeln.

• Der Apfel nimmt in der Trennkost eine Zwitterstellung ein. Er wird je nach Beschaffenheit in die Eiweißgruppe (säuerlicher, grüner Apfel) oder in die Kohlenhydratgruppe (mürber, süßer Apfel) eingeordnet.

• Im Trennungsplan sind auch einige Nahrungsmittel aufgelistet, deren Verzehr nicht den Trennkostprinzipien entspricht und die Sie deshalb meiden sollten. Sie stehen aber trotzdem im Trennungsplan, um Ihnen zu zeigen, zu welcher Gruppe sie gehören. Es liegt in Ihrem eigenen Ermessen, ob Sie auf diese Nahrungsmittel vollkommen verzichten.

• Kaffee und schwarzer Tee sind in der Trennkost zwar kein Tabu, sie zählen aber auch nicht zu den empfehlenswerten Getränken. Wer darauf nicht verzichten möchte, sollte diese Getränke mit etwas süßer Sahne vermischt und, je nach Geschmack, mit Frutilose, Ahornsirup oder Honig gesüßt trinken. Ob Sie ganz auf die unter dieser Rubrik genannten Lebensmittel verzichten, liegt in Ihrem Ermessen.

Dr. Hay rät besonders Nierenkranken vom Verzehr großer Mengen Spinat, Rhabarber, Kastanien, Meerrettich, Senf und Pfeffer ab.

Generell sollten Sie nur wenig Fleisch zu sich nehmen. Das gilt auch für Geräuchertes (neutral) und Gepökeltes (Eiweißgruppe), das Stoffe enthält, von denen man annimmt, daß sie die Entstehung von Krebs fördern können. Auch hier liegt es in Ihrem Ermessen, ob Sie völlig auf solche Nahrungsmittel verzichten.

Achten Sie auch auf Ihren Salzkonsum. Allzuviel Salz ist ungesund. Besonders Wurst, Käse und Fertigprodukte, aber auch Brot, enthalten viel Salz.

Trennungsplan

Innerhalb einer Mahlzeit dürfen zur Eiweiß- und zur Kohlenhydratgruppe gehörende Lebensmittel nicht gemischt werden. Folgende Kombinationen sind aber möglich:
• Lebensmittel aus der Eiweiß- und der neutralen Gruppe
• Lebensmittel aus der Kohlenhydrat- und der neutralen Gruppe

Eiweißgruppe

Alle Fleischsorten im gegarten Zustand, z. B.:
Rind: z. B. Braten, Rouladen, Gulasch, Steaks, Hackfleischgerichte, Sauerbraten;
Kalb: z. B. Schnitzel, Braten;
Lamm und Hammel: z. B. Kotelett, Rücken, Keule;
Schweinefleisch ist nicht empfehlenswert;
Geflügel: Putenrollbraten, -schnitzel und -brust sowie Putengeschnetzeltes, Gans, Ente, Grillhähnchen, Poulardenbrust;
gegarte Wurstsorten: z. B. gebratene Bratwurst, Fleischwurst, Leberkäse, Rindswurst, Knacker, Corned beef, gekochter Schinken, Geflügelwurst, (Wurstwaren aus Schweinefleisch sind nicht empfehlenswert, aber viele Wurstsorten sind auch ohne Zusatz von Schweinefleisch erhältlich, zum Beispiel Geflügelwurst);
Fisch: alle ungeräucherten, gegarten Fischsorten sowie Schalen- und Krustentiere im gegarten Zustand, z. B. Scholle, Kabeljau, Red Snapper, Seelachs, Lachs, Thunfisch, Makrele, Heilbutt, Hering, Hecht, Forelle, Muscheln, Garnelen, Hummer, Krebse;
Sojaprodukte: z. B. Tofu, Sojasauce sowie mit Soja hergestellte Brotaufstriche;
Eier;
Milch aller Fettstufen;
alle Käsesorten mit höchstens 50% Fett i. Tr.: z. B. Harzer, Parmesan, Emmentaler, Edamer, Gouda, Tilsiter;
gekochte Tomaten;
Getränke: z. B. Früchtetee, Apfelwein, herber Weiß- und Rotwein sowie Sekt;
alle Beerenfrüchte (mit Ausnahme von Heidelbeeren, sie sind neutral);
alle Kern- (außer mürben, süßen Äpfeln) **und Steinobstsorten sowie alle Zitrusfrüchte:** z. B. Orangen, Zitronen und Grapefruits;
alle exotischen Obstsorten (außer Bananen); z. B. Mangos, Papayas, Kiwis, Melonen, Kumquats, Guaven, Karambole.

Tips:
• Verwenden Sie zum Panieren von Lebensmitteln aus der Eiweißgruppe keine Semmelbrösel, sondern Sesamsamen oder auch gemahlene Mandeln.
• Frikadellen werden statt mit Brötchen mit Quark oder auch mit fein geriebenen Möhren gelockert.
• Dr. Hay ordnet säurereiche Obstsorten zwar der Eiweißgruppe zu, jedoch hat es sich in meinen Gruppen bewährt, nur geringe Mengen davon mit anderen Lebensmitteln aus der Eiweißgruppe zu mischen. Oder essen Sie diese Obstsorten nur zusammen mit Milch oder mit angesäuerten Milchprodukten.

Neutrale Gruppe

Die neutralen Lebensmittel dürfen innerhalb einer Mahlzeit sowohl mit Lebensmitteln aus der Eiweiß- als auch aus der Kohlenhydratgruppe gemischt werden.
Neutral sind:
Fette und Öle: alle ungehärteten und unraffinierten Sorten, z. B. kaltgepreßte Öle, Margarine (aus dem Reformhaus) und Butter, aber auch schmalzähnlicher, pflanzlicher Brotaufstrich (im Reformhaus z. B. unter der Markenbezeichnung „Holstener Liesel" zu finden);
gesäuerte Milchprodukte: z. B. Quark, Joghurt, Kefir, Sahnedickmilch, saure Sahne und Buttermilch, vergorenes Molkekonzentrat (Molkosan);
süße Sahne und Kaffeesahne;
Käsesorten mit mindestens 60% Fett i. Tr.: z. B. Doppelrahmfrischkäse, Rahmgouda, Butterkäse;
alle Weißkäsesorten, z. B. Schafs- und Ziegenkäse, Mozzarella, körniger Frischkäse;
rohe geräucherte Wurstwaren, z. B. Bündner Fleisch, roher Schinken, Salami, Debrecziner (alle oben genannten Sorten sind auch ohne Zusatz von Schweinefleisch erhältlich);
rohes Fleisch, z. B. Tatar (sollte aber möglichst gemieden werden);
rohe marinierte oder geräucherte Fischsorten: z. B. Schillerlocke, Bückling, Aal, Makrele, Forelle, Räucherlachs, Matjes, Bismarckhering;
folgende Gemüse- und Salatsorten sowie Pilze: Auberginen, Artischocken, Brokkoli, Blumenkohl, grüne Bohnen, grüne Erbsen, Fenchel, Gurken, Knoblauch, Kohlrabi, Lauch, Mais, Möhren, Paprika, Peperoni, Radieschen, Rettich, rote Beten, Rosenkohl, Rotkohl, Sauerkraut, Sellerie, Spargel, Spinat, rohe Tomaten, Weißkohl, Wirsing,

Zwiebeln, Zucchini, alle Blattsalate (z. B. Eisberg-, Endivien- und Feldsalat), Chicorée und Chinakohl sowie Austernpilze, Champignons, Pfifferlinge, Steinpilze und andere Pilzsorten;

alle Sprossen und Keimlinge;

alle Kräuter sowie alle Gewürze;

alle Nüsse und Samen (außer Erdnüsse): z. B. Haselnüsse, Kokosraspel, Mandeln;

Heidelbeeren;

ungeschwefelte **Rosinen;**

Oliven;

Eigelb;

Hefe;

klare, hochprozentige Spirituosen; z. B. Korn und Wacholderbrand;

Kräutertees;

Geliermittel: z. B. Gelatine (tierisches Produkt), Agar-Agar (eine pulverisierte Meeresalge – das Pulver wird in kalter Flüssigkeit aufgelöst, man erhitzt das Ganze auf 60 bis 80°C und läßt es erkalten), pflanzliche Bindemittel aus Johannisbrotkernmehl (aus dem Reformhaus).

Tips:
• Saucen für Salate, die zusammen mit einer Eiweißmahlzeit gegessen werden, sollten möglichst aus Öl, Sahne, Kräutern und Zitronensaft zubereitet werden.
• Saucen für mit Kohlenhydratmahlzeiten kombinierte Salate sollten aus angesäuerten Milchprodukten, wie Kefir, Sahnedickmilch und Joghurt, aus vergorenem Molkekonzentrat (Molkosan) bestehen.

Kohlenhydratgruppe

Alle Getreidesorten: z. B. Dinkel, Weizen, Roggen, Gerste, Hafer, Grünkern, Hirse, Naturreis;
Buchweizen;
Vollkorngetreideerzeugnisse: z. B. Vollkornbrot und -brötchen, Kuchen aus Vollkornmehl, Vollkornnudeln ohne Ei, Vollkorngrieß;
folgende Gemüse- und Obstsorten: Kartoffeln, Topinambur, Grünkohl, Schwarzwurzeln, Bananen, ungeschwefeltes Trockenobst (außer Rosinen – sie sind neutral; Korinthen hingegen zählen zu den Kohlenhydraten), frische Datteln und Feigen sowie mürbe, süße Äpfel;
folgende Süßungsmittel: Frutilose, Honig, Ahornsirup, Birnen- und Apfeldicksaft;
Verschiedenes: z. B. Kartoffelstärke, Weinsteinbackpulver, Puddingpulver, Carobpulver (ge-

mahlene Frucht des Johannisbrotbaumes; wird wie Kakao verwendet und ist im Naturkostladen erhältlich);
Bier.

Tips:
• Getreidebratlinge werden nur mit Vollkornsemmelbröseln, gemahlenen Nüssen oder Sesamsamen paniert und nicht vorher in Ei gewendet.
• Süßungsmittel dürfen in kleinen Mengen auch zusammen mit Lebensmitteln aus der Eiweißgruppe verzehrt werden.

Erklärung der Farben:

blau = Eiweißmahlzeiten bzw. eiweißreiche Lebensmittel
rot = Kohlenhydratmahlzeiten bzw. kohlenhydratreiche Lebensmittel
grau = neutrale Mahlzeiten bzw. neutrale Lebensmittel

Damit Sie auf den ersten Blick erkennen, zu welcher der drei Gruppen ein Gericht im nachfolgenden Rezeptteil gehört, sind die Überschriften der Rezepte entsprechend ihrer Gruppenzugehörigkeit farbig gedruckt.

Diese Nahrungsmittel sollten Sie meiden

• Weißes Mehl und daraus hergestellte Produkte, z. B. süße und pikante Backwaren sowie Nudeln; polierten Reis;
• Zucker, Süßstoffe und damit hergestellte Produkte, z. B. Süßigkeiten; Fertiggerichte und Konserven; getrocknete Hülsenfrüchte;
• Erdnüsse;
• Preiselbeeren;
• Schweinefleisch sowie alle daraus hergestellten Produkte; rohes Fleisch;
• rohes Eiweiß von Eiern;
• fertige Mayonnaise;
• Essig;
• gehärtete Fette, z. B. normale Margarinesorten und feste, weiße Fritier- und Bratfette (Plattenfette);
• schwarzen Tee, Kaffee, Kakao und hochprozentige Spirituosen.

Erfolgreich abnehmen
mit Trennkost

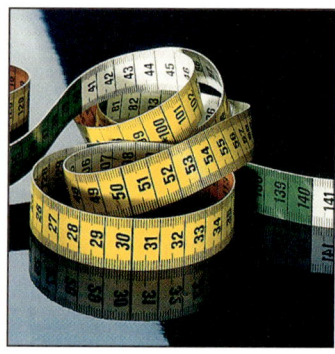

Übergewicht
hat viele Ursachen

Ein großes Ernährungsproblem unserer Zeit ist das Übergewicht. Fast jeder zweite in Deutschland ist laut verschiedenen Studien mit seinem Gewicht unzufrieden und möchte abnehmen. Doch viele Abmagerungskuren und Diäten schaden dem Körper mehr als sie ihm nutzen. Oftmals kann das Gewicht nach Absetzen der Diät nicht gehalten werden, da der Organismus auf die verringerte Energiezufuhr mit sparsameren Stoffwechselabläufen reagiert hat. So nimmt man nach der Diät mehr zu als man durch sie abgenommen hat.

Übergewicht hat viele Ursachen. Es entsteht nie plötzlich, sondern es entwickelt sich oft über Jahre. Schon das Bestreben der Mutter, das Baby mit Nahrung zu beruhigen, das Kind mit Süßem zu belohnen oder durch Entzug zu bestrafen und auch falsche Eßgewohnheiten der Eltern können das spätere Ernährungsverhalten entscheidend prägen und den Weg zum Übergewicht ebnen.

Natürlich ergibt sich auch durch die Erbanlagen und das Temperament teilweise eine Tendenz zum leichten Zunehmen.

Doch auch Hektik und Streß der heutigen Zeit begünstigen das Entstehen von Übergewicht: Aus Mangel an Zeit greifen wir zu Fertiggerichten, Snacks oder Fast food, essen hastig, unbewußt und oftmals einfach zu viel. Sofort bemerkbare Beschwerden sind dann Sodbrennen, Verstopfung oder Völlegefühl. Und eine weitere unangenehme Begleiterscheinung eines solchen Ernährungsverhaltens ist die Gewichtszunahme, die in manchen Fällen zu gesundheitsgefährdendem Übergewicht führt.

Prüfen Sie Ihr Eßverhalten

Sie haben sich entschlossen, mit Hilfe der Trennkost abzunehmen. Damit Sie dabei einen lang anhaltenden Erfolg erzielen und nicht bereits zwischendurch frustriert aufgeben, sollten Sie über sich und Ihren Körper Bescheid wissen und zu einer grundlegenden Ernährungsumstellung bereit sein.

Zunächst ist es sehr wichtig, das Abnehmen gelassen anzugehen und sich nicht durch zu hoch gesteckte Ziele selber zu stressen. Nun sollten Sie sich und Ihr Eßverhalten auch einmal selber analysieren.

Überlegen Sie, aus welchem Grund Sie etwas essen:

Haben Sie wirklich Hunger oder nur Appetit?

Verleitet Sie Frust oder Langeweile zum Essen?

Verarbeiten Sie Angst, Enttäuschungen oder fehlende Anerkennung, indem Sie sich durch Essen verwöhnen?

Welchen Stellenwert hat Essen allgemein für Sie?

Bekommen Sie Appetit, wenn andere essen, oder wenn Sie in der Werbung oder beim Einkaufen Essen sehen?

Anhand dieser Fragen sollten Sie sich selber erforschen und sich Ihres eigenen Tuns ganz bewußt werden.

Abnehmen leichtgemacht

Die Trennkost ist ein zum Abnehmen sehr gut geeignetes Ernährungskonzept. Sie sollen und dürfen dabei nicht hungern, da ansonsten die körpereigene Verbrennung zu stark reduziert wird. Durch die Trennung der eiweißreichen und kohlenhydratreichen Nahrungsmittel werden die Verdauungsorgane entlastet. Besonders die Arbeit der Bauchspeicheldrüse, die ja eine Vielzahl von Verdauungssäften produziert, wird dadurch unterstützt, was eine bessere Verdauung zur Folge hat.

Durch den Verzehr von naturbelassenen Nahrungsmitteln geben Sie wie selbstverständlich ballaststoffhaltigen Lebensmitteln wie Vollkorngetreide oder Gemüse, einen wichtigen Stellenwert. Durch deren Quellung im Verdauungstrakt wird das Volumen des Speisebreis erhöht, und Sie bleiben länger satt.

Im Gegensatz zu unverarbeiteten Nahrungsmitteln enthalten industriell hergestellte Produkte außerdem oftmals sehr viel Speisesalz, welches Wasser im Körper bindet und die Nierenfunktion beeinträchtigt. Um Ihnen das Abnehmen zusätzlich zu erleichtern, finden Sie daher im Rezeptteil solche Gerichte, die ausreichend Kalium enthalten, um die Nierentätigkeit zu fördern.

Tips zum gesunden Abnehmen

Die Rezepte in diesem Buch sind so konzipiert, daß Sie über einen Zeitraum von sechs Wochen Ihr Gewicht reduzieren können. Im Gegensatz zu Blitzdiäten, die oftmals unrealistische Gewichtsabnahmen versprechen, strebt die Trennkostlehre ein mäßiges, sanftes Abnehmen an. Seien Sie also nicht frustriert, wenn die Pfunde nicht „blitzschnell" purzeln, sondern freuen Sie sich Tag für Tag darüber, daß Sie zu einer abwechslungsreichen und ganz unkomplizierten Ernährungsweise gefunden haben. Diese Tips sollen Sie beim Abnehmen unterstützen:

- Kauen Sie Ihr Essen gründlich. Dies befriedigt den Appetit, und Sie bemerken eher, wann Sie wirklich satt sind. Außerdem wird die Nahrung dadurch gut zerkleinert und eingespeichelt und somit auf die Verdauung im Magen-Darm-Trakt vorbereitet.

- Übergehen Sie keine Mahlzeit, und lassen Sie sich nicht ganz aushungern. Fünf Mahlzeiten über den Tag verteilt, sind ideal, um Heißhunger erst gar nicht aufkommen zu lassen.

- Trinken Sie mindestens $1^1/_2$ bis 2 Liter täglich. Dies ist besonders wichtig bei ballaststoffreicher Ernährung, da die Ballaststoffe im Darm quellen. Am besten eignen sich Mineralwasser, Kräutertees oder verdünnte Fruchtsäfte.

- Stecken Sie sich das Ziel der Gewichtsabnahme nicht zu hoch, und steigen Sie einmal pro Woche auf die Waage. Ein wöchentlicher Gewichtsverlust von mehr als 500 g ist nicht sinnvoll. Beachten Sie, daß eine Gewichtsreduktion in jungen Jahren einfacher ist als im fortgeschrittenen Alter.

- Trennkostgemäß essen und körperlich aktiv sein – das ist die beste Kombination, um erfolgreich überflüssige Pfunde loszuwerden. Darüber hinaus ist Bewegung gut für Herz und Kreislauf, hilft der Knochenentkalkung vorzubeugen und kurbelt den Stoffwechsel an. Auch wenn Sie bisher nicht regelmäßig Sport getrieben haben, beginnen Sie jetzt damit! Suchen Sie sich eine Sportart, die Ihnen gefällt und persönlich liegt (z. B. Schwimmen, Radfahren oder Tanzen). Aber passen Sie die Anstrengungen Ihren Möglichkeiten an, und übertreiben Sie nichts.

- Auch Sie persönlich sollen nicht zu kurz kommen. Achten Sie im Alltag auf die nötige Entspannung. Gönnen Sie sich einige Minuten für sich ganz allein, und lassen Sie die Seele baumeln. Atmen Sie ruhig und bewußt durch, und denken Sie an etwas Schönes und Positives.

Sechs Wochen Trennkost –
Ihre Kur zu Hause

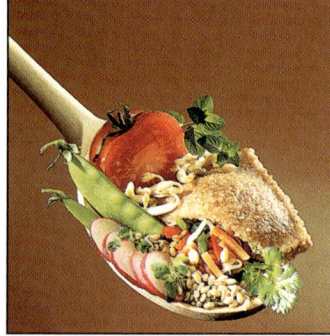

So fällt die Umstellung leicht

Bevor Sie Ihre gesamte Ernährung auf Trennkost umstellen, sollten Sie einen sogenannten Umschalttag einlegen. Dieser dient der Anregung des Stoffwechsels und auch der Entgiftung.

Neben dem Verzehr der bei den einzelnen Tagen beschriebenen Lebensmittel ist es unbedingt nötig, daß Sie am Umschalttag ausreichend Flüssigkeit zu sich nehmen. Geeignet sind dafür natriumarmes stilles Mineralwasser sowie Tee (Früchte- und Kräutertee). Nachfolgend finden Sie verschiedene Vorschläge für den Umschalttag. Wählen Sie nach Belieben aus.

Übrigens, bei allen folgenden Beispielen (außer beim Obsttag) dürfen Sie morgens eine Kleinigkeit frühstücken.

Gemüse-Salat-Tag

Essen Sie an diesem Tag ausschließlich Salat und/oder Gemüse der Saison in roher oder leicht gedünsteter Form. Die Menge dieser Lebensmittel richtet sich dabei ganz nach Ihrem persönlichen Appetit. Verzichten Sie beim Dünsten auf Fett und Salz. Nach Belieben können Sie zum Würzen der Mahlzeiten aber etwas vegetarische Gemüsebrühe (Instantpulver) verwenden.

Obsttag

Bis 15 Uhr können Sie an diesem Tag frisches Obst der Saison (bitte aber keine Bananen, frische Feigen und Datteln) essen. Die Menge richtet sich auch hier nach Ihrem Appetit. Ab 17 Uhr stehen dann noch 2 mittelgroße Bananen oder 2 mittelgroße Pellkartoffeln auf Ihrem Speiseplan.

Kartoffel-Trink-Tag

Diesen Entschlackungstag empfehle ich besonders denjenigen, die einen empfindlichen Magen-Darm-Trakt haben. Und so wird der Kartoffeltrunk zubereitet:

Garen Sie 500 g Kartoffeln in etwa 2 l Wasser (ohne Salz). Nach dem Kochen werden die Kartoffeln dann zusammen mit der Kochflüssigkeit püriert. Neue Kartoffeln können Sie auch mit der Schale kochen. Sie sollten zuvor aber gründlich

gewaschen werden. Schälen Sie die gekochten Kartoffeln in diesem Falle vor dem Stampfen.
Der Kartoffeltrunk wird über den Tag verteilt getrunken.

Kartoffel-Gemüse-Suppen-Tag
An diesem Tag gibt es eine Suppe aus 3 Kartoffeln, 3 Zwiebeln, 3 Stangen Lauch, 1 Stück Knollensellerie und (nach Geschmack) 3 Möhren. Das exakte Gewicht der Zutaten spielt hier keine Rolle. Und so wird die Suppe zubereitet:
Putzen Sie das Gemüse, waschen und zerkleinern Sie es. Dann geben Sie es in einen großen Topf, füllen mit Wasser auf und fügen nach Belieben frische, gehackte Kräuter und Gewürze (zum Beispiel Petersilie, Majoran, Liebstöckel, Kümmel und Knoblauch) hinzu. Anschließend wird alles zugedeckt bei mittlerer Temperatur gegart, bis das Gemüse weich ist. Zum Schluß können Sie die Suppe mit etwas vegetarischer Gemüsebrühe (Instantpulver) abschmecken. Die Suppe wird über den Tag verteilt gegessen.

Wie sieht ein Trennkost-Tag aus?

Wenn Sie sich nun mit den Trennkostregeln und dem Trennungsplan vertraut gemacht haben und durch die Ratschläge zum Abnehmen motiviert sind, dann können Sie Ihre „Sechs-Wochen-Kur" starten. Beginnen Sie Ihre Kur mit einem der Umschalttage, und setzen Sie sie mit den Mahlzeiten aus dem Rezeptteil (ab Seite 26) fort.
Aus der Fülle der Rezepte können Sie sich für die nächsten sechs Wochen abwechslungsreiche Tagespläne nach dem sogenannten Baukastenprinzip selber zusammenstellen. Baukastenprinzip, das heißt, daß Sie aus einer Vielzahl von Rezepten Ihre Mahlzeiten ganz nach Ihrem individuellen Geschmack kombinieren können. Auch wenn Sie noch Trennkost-Neuling sind, können Sie ganz beruhigt sein, daß die Zusammenstellung immer eine trennkostgerechte Mahlzeit ergibt. Jedes Rezept für sich entspricht den Trennkostregeln und zeigt durch den farbigen Rezeptnamen, ob es sich um ein Eiweiß-, ein Kohlenhydrat- oder ein neutrales Gericht handelt.
Sie können jeden Tag ein anderes Mittagessen (Hauptgericht) ausprobieren, wobei auch hier die „Sonntagsgerichte" nicht fehlen. Zum Frühstück und zum Abendessen sowie zu den Zwischenmahlzeiten können Sie unter zahlreichen Vorschlägen wählen, wobei Ihnen die vielen Variationen genügend Möglichkeiten geben, immer wieder Abwechslung in Ihren Trennkost-Speiseplan zu bringen. Als Zwischenmahlzeit können Sie natürlich auch Obst und Gemüse der Saison vorsehen.
Auf diese Art können Sie entweder einzelne Mahlzeiten für einen Tag oder sogar für die ganze Woche planen. Mit einem Wochenplan können Sie Ihren Einkauf besonders geschickt organisieren. Bei vielen Rezepten finden Sie nämlich Tips für eine sinnvolle Verwertung angefallener Restmengen von rohem Gemüse und anderen Zutaten, so daß Sie mit den Lebensmitteln aus einem Einkauf sehr viele verschiedene Gerichte zubereiten können.
Planen Sie wöchentlich 2 bis 3 fleischlose Tage ein, um einer Übersäuerung des Gewebes vorzubeugen. Gewöhnen Sie sich außerdem an, vor oder zu den Mahlzeiten immer einen Teller Rohkost oder Salat zu essen. Sie können eine halbe Stunde vor dem Mittagessen – auch wenn dies ein Kohlenhydratgericht ist – etwas Obst aus der Eiweißgruppe essen, um Ihren Stoffwechsel mit Vitaminen und Enzymen anzukurbeln. Da Obst leicht verdaulich ist, stört es die an die Kohlenhydratmahlzeit anschließende Verdauung nicht. Vor den Mahlzeiten können Sie im übrigen Tee oder Mineralwasser trinken; während des Essens sollten Sie aber auf Getränke verzichten.
Wenn Sie berufstätig sind und sich Ihre Verpflegung mit an den Arbeitsplatz nehmen, dann finden Sie in dem Kapitel „Abendessen und kleine Gerichte" interessante Gerichte für Mahlzeiten, die Sie problemlos zu Hause vorbereiten und während Ihrer Pause essen können. Für Ihre Mahlzeit am Abend können Sie dann ein Gericht aus dem Kapitel „Mittagessen" auswählen. Achten Sie aber darauf, daß Sie dann Kohlenhydratgerichten den Vorzug geben, da Eiweißgerichte am Abend nicht mehr so gut verdaut werden können.
Der Mengenplan auf den Seiten 18 und 19 zeigt Ihnen beispielhaft, wie ein Tag mit Trennkost aussehen sollte. Sie sehen, was und wieviel Sie zu den einzelnen Mahlzeiten essen können, und welche zeitlichen Abstände dazwischen sinnvoll sind.

Die Gewichtsangaben und die Uhrzeiten auf dem Mengenplan sind nur ungefähre Richtlinien und sollten von Ihnen selbst erprobt werden.

Hungern und Fasten sind oftmals sinnlos, niemand soll hungrig vom Tisch aufstehen, denn dadurch wird Naschen vorprogrammiert.

Aber immer daran denken: Zum Gesundbleiben benötigt jeder Körper ausreichend Gemüse, Salate und Obst, die man zu einem Teil als Rohkost essen sollte.

1 Glas (etwa 200 ml) natriumarmes, stilles Mineralwasser

Frühstück

Man hat die Wahl zwischen einer Kohlenhydrat-, einer Eiweiß- und einer Obstmahlzeit.

Kohlenhydratmahlzeit:

1 Scheibe Vollkornbrot (50 g)
oder 1 Vollkornbrötchen
oder 3 Scheiben Vollkornknäckebrot;
   diese dünn mit Butter oder Margarine bestreichen und mit folgendem belegen bzw. bestreichen;
   30 g rohe Wurst (ca. 3 dünne Scheiben)
oder 30 g Käse ab 60% Fett i. Tr. (ca. 1 Scheibe)
oder 50 g Quark (ca. 2 EL)
oder 2 TL Honig;

als Alternative:
ein Müsli oder einen Getreidebrei (siehe Rezepte Seiten 30 bis 35)

Eiweißmahlzeit:

2 Eier (als Spiegeleier, Rühreier, gekocht oder im Glas), mehr als 3 Eier pro Woche sind nicht empfehlenswert;
dazu: Tomaten, Gurken, Paprikaschoten, Radieschen oder ein anderes neutrales Gemüse, aber kein Brot

Obstmahlzeit:

frisches Obst der Saison (außer Bananen, Feigen und Datteln) in beliebiger Menge

Wer auf seinen Kaffee oder schwarzen Tee nicht verzichten möchte, sollte ihn mit etwas Sahne, eventuell auch mit Honig verfeinern.

Wichtig: Jeden Bissen sorgfältig kauen und gut einspeicheln. Kaffee oder Tee ist natürlich kein Speichelersatz.

1 großes Glas Früchte- oder Kräutertee oder stilles Mineralwasser

1 großes Glas Früchte- oder Kräutertee oder stilles Mineralwasser

Zwischenmahlzeit

200 g Obst der Saison (aber keine Bananen, Feigen und Datteln)
oder 250 ml frische Milch
oder 250 g angesäuerte Milchprodukte
oder 100 g Obst (aber keine Bananen, Feigen und Datteln) und dazu 125 ml Milch oder angesäuerte Milchprodukte

1 großes Glas Früchte- oder Kräutertee oder stilles Mineralwasser

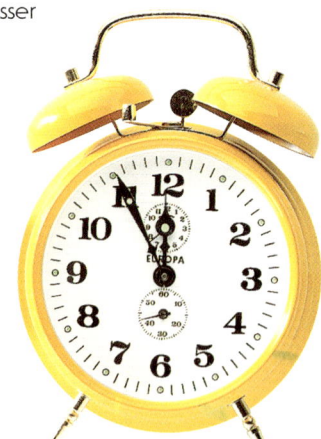

Mittagessen

Eine Eiweiß- oder eine Kohlenhydratmahlzeit.

Eiweißmahlzeit:

     100–150 g Fleisch
oder 150–200 g Fisch
oder 2 Eier
oder 60 g Käse bis 50% Fett i. Tr.
oder 80 g gegarte Wurstsorten;
dazu: 400 g neutrales Gemüse oder Salat

Kohlenhydratmahlzeit:

     50 g Getreide (roh gewogen)
oder 50 g Naturreis (roh gewogen)
oder 50 g Vollkornnudeln ohne Ei
     (roh gewogen)
oder 200 g Kartoffeln;
dazu: 400 g Gemüse oder Salat
Hierzu können noch 30–50 g neutrale
Lebensmittel oder Speisen gegessen werden
(siehe Trennungsplan Seite 12 und 13).
Zusätzlich zu den Zutaten für die Eiweiß- oder
Kohlenhydratmahlzeit können Sie kleine
Mengen Butter, Margarine, Öl oder Sahne
verwenden. Sie sind alle neutral und passen
immer dazu.
Während einer Hauptmahlzeit sollte man nichts
trinken. Falls Sie nicht darauf verzichten wollen,
trinken Sie die Flüssigkeit nur in kleinen
Schlucken.

1 großes Glas Früchte- oder Kräutertee oder
stilles Mineralwasser

1 großes Glas Früchte- oder Kräutertee oder
stilles Mineralwasser

1 großes Glas Früchte- oder Kräutertee oder stilles Mineralwasser

Zwischenmahlzeit

     1 Banane
oder 1 Müsliriegel ohne Zucker
oder 1 Stück Kuchen (Rezept Seite 42)
oder 2–3 Plätzchen (Rezepte Seite 45)
oder 1 Scheibe Knäckebrot mit Honig
oder 2 EL Quark mit 1 TL Honig
oder 1 EL Vollkornhaferflocken und 1 Becher
     Joghurt
oder 200 g angesäuerte Milchprodukte
(keine Frischmilch trinken, da sie nachmittags
schwerer verdaulich ist)

1 großes Glas Früchte- oder Kräutertee oder stilles
Mineralwasser

Abendessen

Wählen Sie hier unter verschiedenen
Kohlenhydratgerichten aus, z. B.
     50 g Getreide (roh gewogen)
oder 100 g Vollkornbrot
oder 50 g Naturreis (roh gewogen)
oder 50 g Vollkornnudeln ohne Ei
     (roh gewogen)
oder 200 g Kartoffeln;
dazu: 400 g Gemüse oder Salat, außerdem
30–50 g neutrale Lebensmittel (siehe Trennungsplan Seiten 12 und 13) und in kleinen Mengen
Butter, Margarine, Öl oder Sahne

Praktische Tips für den Alltag

Wenn die Zeit knapp ist, kommen Einkauf und Kochen leider oft zu kurz. Fertiggerichte oder stark verarbeitete Produkte werden als vermeintlich gute Alternative für Frischware genommen. Daß dadurch die Ernährung nicht mehr ausgewogen ist und darüber hinaus der Bezug zu den Lebensmitteln und damit auch der Genuß beim Essen verlorengeht, das ist eine unangenehme Nebenerscheinung unserer hektischen Zeit . . .

Mit ein paar Tips und etwas Planung können Sie es aber trotzdem vereinbaren, sich vielseitig und gesund zu ernähren und dabei sogar Zeit für sich selbst oder für Aktivitäten mit der Familie oder Freunden zu gewinnen.

- Ein gut durchdachter Einkaufszettel erleichtert Ihnen die Küchenorganisation erheblich. Stellen Sie sich aus den Rezepten dieses Buches einen Wochenplan auf, und kaufen Sie die dazu benötigten frischen Zutaten ein. Auf diese Weise können Sie das Baukastensystem dieser Rezeptsammlung ganz flexibel nutzen. Achten Sie insbesondere auf die Hinweise, in denen eine Weiterverwendung der rohen Zutaten oder eine Verwertung von angefallenen Restmengen empfohlen wird. So können Sie in vielen Fällen z. B. mit einer Gemüsesorte zwei ganz unterschiedliche Gerichte zubereiten.
- Frische Produkte, wie Obst, Gemüse, Fleisch und Milchprodukte, sollten Sie möglichst immer nur wenige Tage vor der Zubereitung kaufen, da diesen Nahrungsmitteln lange Lagerzeiten schaden. Hingegen können Sie sich einen gewissen Vorrat an Grundnahrungsmitteln, wie Reis, Kartoffeln, Vollkornnudeln, Getreide und Gewürzen, anlegen.
- Nutzen Sie insbesondere das saisonale Angebot an Gemüse und Obst, denn dann schmeckt es am besten und hat die meisten Vitamine. Bei Sonderangeboten aus der Fleisch- oder Fischabteilung lohnt sich oft der Kauf von größeren Mengen, die Sie dann portionsgerecht einfrieren können.
- Zerkleinertes Gemüse können Sie luftdicht verpackt ein bis zwei Tage im Kühlschrank lagern. Sollten Sie zuviel Gemüse besorgt haben, so blanchieren Sie es kurz und frieren es anschließend ein. Im übrigen ist tiefgekühltes Gemüse eine gute Alternative zu frischer Ware für Menschen mit wenig Zeit zum Einkaufen. Auch im Rezeptteil dieses Buches finden Sie bei geeigneten Gerichten den Hinweis, die doppelte Menge zu kochen und dann einzufrieren.
- Salatsaucen können Sie in größeren Mengen zubereiten und in Gläsern verschlossen im Kühlschrank aufbewahren.
- Bei den Kohlenhydratgerichten können Sie häufig Kartoffeln, Reis, Nudeln oder Getreidekörner und bei den Eiweißgerichten das Fleisch in größeren Mengen vorkochen und dann für andere Gerichte später verwenden. Im Anschluß an das jeweilige Rezept finden Sie Tips, wie Sie die Zutaten geschickt und zeitsparend vorbereiten können.
- Gedünstetes Gemüse können Sie ebenfalls im Kühlschrank für eine spätere Mahlzeit aufbewahren. Sie können es auch pürieren und als Suppe oder Sauce wiederverwerten.
- Sehr wichtig ist es, daß Sie zum Essen immer eine Portion Rohkost oder Salat einplanen. Das Gemüse hierfür muß nicht immer sorgfältig kleingeschnitten werden. Vielfach reicht es, Paprika, Möhren, Gurken, Tomaten, Kohlrabi oder Radieschen zu putzen und in grobe Stücke zu teilen. Erst kurz vor dem Verzehr können die Gemüsestücke dann in die gewünschte Form und Größe geschnitten werden.

Trennkost – kein Problem für Berufstätige

Wenn Sie berufstätig sind, können Sie selbstverständlich auch die Trennkost-Kur durchführen. Hier sind lediglich ein bißchen Organisationstalent und etwas Planung erforderlich. Als besonders hilfreich wird es sich zeigen, wenn Sie Ihre Mahlzeiten bereits einige Tage im voraus planen, z. B. anhand eines Wochenplans. Auch wenn Sie nicht alle Mahlzeiten zu Hause einnehmen können, sollten Sie Ihren Mahlzeitenrhythmus einhalten und für die trennkostgerechte Verpflegung am Arbeitsplatz sorgen.

Die Zwischenmahlzeit am Vormittag kann beispielsweise aus frischem Obst oder Gemüse oder aus einem Milchprodukt, z. B. Buttermilch oder Joghurt, bestehen. Für den Nachmittag können Sie als Zwischenmahlzeit eine Banane, einen Müsliriegel oder eine Portion selbstgebackenes Gebäck mitnehmen.

Wenn Sie mittags in einer Kantine essen, gehen Sie vor wie bei einem Restaurantbesuch. Sind

Ihnen die Salat- bzw. Gemüseportionen zu klein, bestellen Sie die doppelte Menge, oder bereichern Sie diese mit Mitgebrachtem, z. B. mit Tomaten, Kohlrabi, Stangensellerie oder auch mit Karotten.

Sind Sie „Selbstversorger", dann finden Sie in dem Kapitel „Abendessen und kleine Gerichte" viele Gerichte, die sich als Mittagessen am Arbeitsplatz eignen.

Besonders gut lassen sich Suppen oder Eintopfgerichte für die Mittagspause auch in der kleinsten Küche erhitzen. Kochen Sie dazu einfach am Abend zuvor die doppelte Menge, und füllen Sie das Gericht in einen gut schließenden, eventuell hitzebeständigen Behälter.

Und auch so können Sie trennkostgerecht am Arbeitsplatz essen: Garen Sie die doppelte Menge Reis, Nudeln oder Kartoffeln, und bereiten Sie aus der einen Hälfte für den Verzehr zu Hause Pellkartoffeln oder Bratkartoffeln zu. Die andere Hälfte bildet dann die Basis für einen sättigenden Gemüsesalat in der Mittagspause, dessen Zutaten Sie bereits am Abend miteinander mischen, damit er genügend Zeit zum Durchziehen hat.

Selbstverständlich eignen sich auch Salate und Rohkost als Pausenverpflegung. Packen Sie die geputzten und geschnittenen Zutaten sowie die Salatsauce getrennt in gut schließende Behälter. Vermengen Sie Salat und Dressing erst kurz vor dem Essen, da der Salat ansonsten nicht mehr knackig ist.

Essen im Restaurant

Möchten Sie während Ihrer Trennkost-Kur im Restaurant speisen, dann wählen Sie hier eine Eiweiß- oder eine Kohlenhydratmahlzeit aus. Für eine Eiweißmahlzeit nehmen Sie zum Beispiel ein Fleisch-, Fisch- oder Eiergericht, wobei Sie dann auf die kohlenhydrathaltigen Beilagen verzichten sollten. Im umgekehrten Fall einer Nudel-, Reis- oder Kartoffelmahlzeit, sollten Sie ein vegetarisches Gericht ohne Eier wählen. Beide Mahlzeiten sollten Sie unbedingt mit viel frischem Gemüse oder Salat ergänzen. Bestellen Sie sich eventuell die doppelte Menge der Gemüse- oder der Salatbeilage.

Beim abendlichen Restaurantbesuch sind besonders Kohlenhydratmahlzeiten zu bevorzugen (siehe auch Trennungplan Seiten 12 und 13). Diese können Sie mit Speisen aus der neutralen Gruppe, z. B. mit geräucherter Forelle oder gebeiztem Lachs, ergänzen.

Denken Sie auch daran, daß viele Köche mit reichlich Salz und Glutamat (Geschmacksverstärker) arbeiten. Dies zeigt sich dann auch besonders am nächsten Tag auf der Waage, weil angestautes Wasser noch nicht ausgeschieden wurde. Um diese Sache wieder in den Griff zu bekommen, ist es ratsam, den ganzen Vormittag über Obst zu essen – besonders empfehlenswert sind Melonen – und zusätzlich Entwässerungstee zu trinken.

Geschmacksverstärker haben darüber hinaus die Eigenschaft, den Appetit übermäßig anzuregen und gleichzeitig das Sättigungsgefühl auszuschalten. Darum achten Sie außer bei Ihrem Restaurantbesuch auch beim Einkauf darauf, daß solche Nahrungsmittel erst gar nicht in Ihrem Einkaufskorb landen.

Hinweise zu den Rezepten

Alle Rezepte, die ich in diesem Buch für Sie zusammengestellt habe, sind leicht nachzukochen und benötigen größtenteils auch keine langen Zubereitungszeiten. Die Rezepte sind in verschiedene Kapitel unterteilt und zeigen Ihnen, wie flexibel Sie die Trennkost handhaben können. Sie können Ihre Mahlzeiten aus den entsprechenden Kapiteln wie Bausteine zu einem Tagesplan zusammensetzen, wobei sich – ganz nach Ihren persönlichen Geschmacksvorlieben – immer wieder neue Kombinationen ergeben können.

Wenn Ihnen die Trennkost Spaß macht und Sie sich damit wohl fühlen, möchten Sie sich vielleicht weiterhin nach den Trennkostregeln ernähren. Das ist sehr begrüßenswert, denn die Trennkost ist auch für eine gesunde und ausgewogene Dauerernährung bestens geeignet. Wenn Sie sich eingehender mit der Trennkostlehre beschäftigen möchten oder noch weitere Anregungen für abwechslungsreiche und schmackhafte Trennkostgerichte suchen, werden Sie sicherlich in den zahlreichen Trennkost-Büchern, die ebenfalls im FALKEN Verlag erschienen sind, fündig.

• Damit Ihnen die Zuordnung der Rezepte in die drei Gruppen leichterfällt, sind die Rezeptnamen verschiedenfarbig ausgezeichnet:

rot = Kohlenhydratgericht
blau = Eiweißgericht
grau = neutrales Gericht

• Alle Rezepte sind für 1 Portion berechnet. Vereinzelte Rezepte ergeben 2 oder mehr Portionen, da die Zubereitung von 1 Portion nicht sinnvoll wäre. Wenn Sie einmal größere Mengen zubereiten möchten, können Sie die Zutatenmengen in der Regel problemlos umrechnen.

• Die Zubereitungszeit in den Rezepten beinhaltet sowohl die Vorbereitungszeit (waschen, putzen, kleinschneiden) als auch die Gar- oder Backzeit. Es handelt sich dabei um Durchschnittswerte. Besondere Zeiten, wie Quellzeit, Zeit zum Gehen oder zum Kühlen, sind extra ausgewiesen. Mit Hilfe dieser Angaben können Sie schnell erkennen, wieviel Zeit Sie für die Gesamtzubereitung einplanen müssen.

• Die Angaben zu Kilokalorien (kcal) beziehen sich immer auf 1 Portion bzw. 1 Stück.

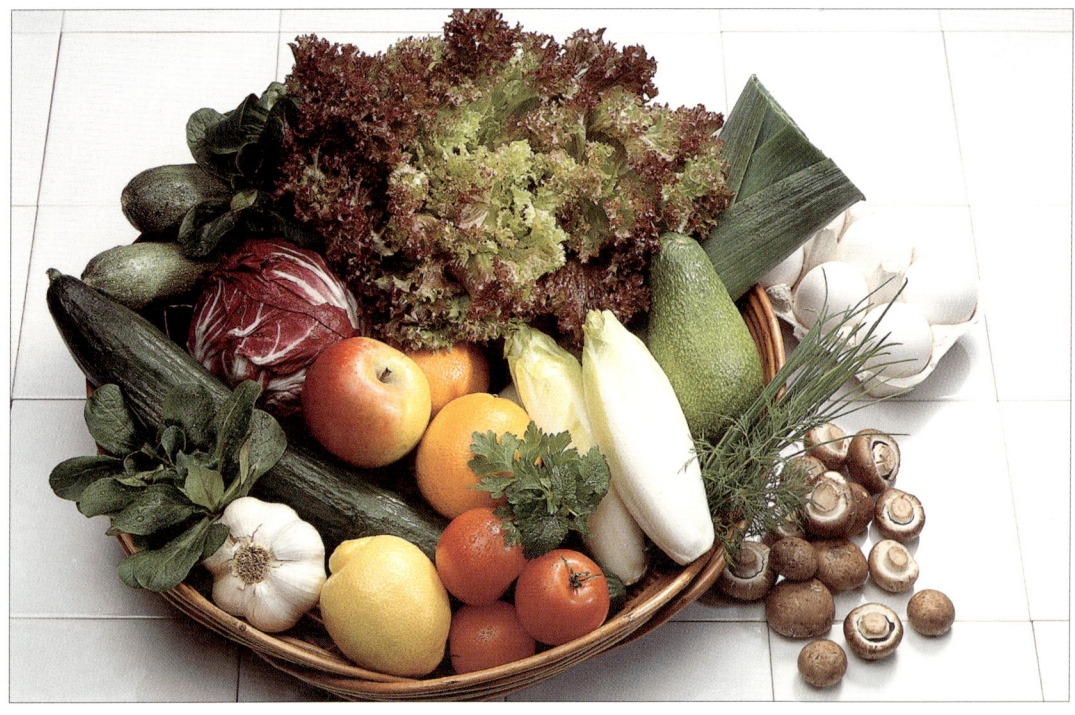

• Die Zutatenmengen beziehen sich in der Regel auf die ungeputzte Rohware. Das ermöglicht Ihnen ein unkompliziertes Einkaufen nach der im Rezept genannten Zutatenliste. Bei Stückangaben (z.B. 1 Apfel) wird von einem Stück mittlerer Größe ausgegangen.

• Möchten Sie ein Rezept variieren oder eigene Kreationen entwickeln, ziehen Sie bitte den Trennungsplan auf den Seiten 12 und 13 zu Rate.

• Einige der in den Rezepten verwendeten Zutaten sind fast ausschließlich im Reformhaus oder im Naturkostladen erhältlich. Frutilose ist ein schonend eingedampfter Obstdicksaft. Er schmeckt sehr mild, weil ihm Fruchtsäuren entzogen wurden.

Molkosan ist ein vergorenes Molkekonzentrat. Es ersetzt den Essig, der in der Trennkost nicht empfohlen wird.

Zum Salzen empfehle ich Meersalz, das lebensnotwendige Vitamine und Mineralstoffe enthält, z. B. Jod. Auch Kräutersalz (sein Kochsalzgehalt liegt bei etwa 84%) ist gut zum Abschmecken geeignet.

Vegetarische Gemüsebrühe als Streuwürze (Instantpulver) wird von verschiedenen Herstellern angeboten. Sie wird nur aus pflanzlichen Zutaten hergestellt und ist daher cholesterinfrei. Außerdem enthält sie keine gehärteten Fette.

Weinsteinbackpulver enthält im Gegensatz zum herkömmlichen Backpulver kein Phosphat. Es kann aber wie dieses problemlos zum Backen verwendet werden.

Naturreis ist ungeschälter Reis. Im Gegensatz zu poliertem weißen Reis enthält er viele Ballaststoffe und ist daher sehr empfehlenswert. Wird er über Nacht eingeweicht, verkürzt sich seine Garzeit erheblich. Sie können ihn aber auch ohne Einweichen als Quellreis kochen. Dann dauert es aber 35 bis 45 Minuten, bis er gar ist. Zum Teil gibt es auch schon Naturreis, der schneller weich ist. Probieren Sie einfach verschiedene Sorten aus, und entscheiden Sie sich dann für die Sorte, die Ihren Geschmack trifft.

• In der Trennkost spielen die Auswahl und der richtige Gebrauch von Ölen und Fetten eine wichtige Rolle. Empfehlenswert sind naturbelassene, kaltgepreßte, unraffinierte Öle, die viel wertvolle mehrfach ungesättigte Fettsäuren enthalten. Oliven-, Sonnenblumen-, Distel-, Weizenkeim-, Leinsamen- und Maiskeimöl sind in dieser Qualität erhältlich. Verwenden Sie zum Kochen möglichst nur Oliven- oder Sonnenblumenöl, denn beide kann man problemlos erhitzen.

Butter und ungehärtete Pflanzenfette, z. B. Reformhausmargarine, sind ebenfalls empfehlenswert. Da sie aber viele Kalorien enthalten, sollten Sie sie nur in kleinen Mengen verwenden. Man darf sie nie stark bräunen oder sogar überhitzen.

Nicht empfehlenswert sind gehärtete Fette, wie herkömmliche Margarinesorten oder Pflanzenfette (harte, weiße Fritierfette) sowie alle raffinierten Öle.

Verzeichnis der Abkürzungen

TL	=	Teelöffel (gestrichen)
EL	=	Eßlöffel (gestrichen)
g	=	Gramm (1000 g = 1 kg)
kg	=	Kilogramm
ml	=	Milliliter (1000 ml = 1 l)
l	=	Liter
Msp.	=	Messerspitze
Std.	=	Stunde(n)
Min.	=	Minuten
kcal	=	Kilokalorien
Fett i. Tr.	=	Fett in der Trockenmasse
TK- . . .	=	Tiefkühl- . . .
°C	=	Grad Celsius

Wochenpläne

Nachfolgend finden Sie zwei Wochenpläne, die Ihnen beispielhaft zeigen, wie Sie mit den Rezepten aus diesem Buch Ihre Mahlzeiten für die ersten beiden Wochen zusammenstellen können.

Natürlich können Sie die warmen Mahlzeiten am Mittag gegen die Abendmahlzeiten austauschen, wenn Sie mittags keine Gelegenheit zum Kochen haben. Sie können auch einzelne Gerichte tauschen oder den Wochenplan als Anregung für Ihre eigenen Kombinationen nehmen – Ihrer Phantasie sind keine Grenzen gesetzt.

Mit etwas Übung können Sie sicherlich bald Ihre eigenen Pläne zusammenstellen.

Denken Sie daran, zwischen den einzelnen Mahlzeiten ausreichend zu trinken. Schauen Sie dazu auch im Mengenplan auf den Seiten 18 und 19 nach.

Wochenpläne	Montag	Dienstag	Mittwoch
für die erste Woche für die zweite Woche			
Frühstück	Saftiges Käsebrot (S. 30)	Haferflockenmüsli (S. 28)	Möhren-Apfel-Frühstück (S. 30)
	Schlemmerjoghurt mit Orangen (S. 38)	Pflaumenmüsli (S. 28)	Frischkäsebrot mit Apfel- spalten (S. 30)
Zwischen- mahlzeit	1 Orange	150 g Joghurt (3,5% Fett) und 1 Kiwi (oder 100 g Obst der Saison)	Erdbeershake (S. 36)
	125 g Kefir und 125 g Weintrauben (oder an- deres Obst der Saison)	250 g Obst der Saison	3–4 große Möhren oder andere Rohkost (z. B. Paprika, Kohlrabi, Gurke)
Mittagessen	Gemüseeintopf mit Rindfleisch (S. 61)	Nudelsalat mit Pilzen (S. 50)	Frikadellen mit Gemüse (S. 60)
	Pellkartoffeln mit Lachscreme (S. 70)	Ratatouille mit Schafskäse (S. 48)	Chefsalat (S. 80)
Zwischen- mahlzeit	1 Banane	1 Müsliriegel (ohne Zucker)	150 g Joghurt (3,5% Fett)
	Studentenfutter aus: 2 EL Rosinen, 2 EL Son- nenblumenkernen und 3 Trockenpflaumen	Radieschenbrot (S. 43)	150 g Sahnedickmilch
Abendessen	Überbackener Gemüse- toast (S. 91)	Zucchini-Kartoffel-Suppe (S. 94)	Kräuterbrot mit Radieschensalat (S. 84)
	Brot mit Basilikumquark und Bündner Fleisch (S. 84)	Bunter Kartoffelsalat (S. 102)	Kohlrabisuppe mit Lachs (S. 92)

Donnerstag	Freitag	Samstag	Sonntag
Toast mit Banane und Haselnüssen (S. 32)	Grapefruitmüsli (S. 28)	Quarkbrötchen mit Heidelbeeren (S. 32)	Knusperbrot (S. 40)
Apfelbrei mit Joghurt (S. 29)	Paprika-Quark-Brot (S. 32)	Bunter Obstsalat mit Frischkäsesauce (S. 37)	Kräuterquarkbrot mit Kürbiskernen (S. 32)
250 g Buttermilch	Möhrenrohkost (S. 34) oder 3 rohe Möhren	1 Birne	Ananasdessert (S. 38)
Himbeersorbet (S. 38)	1 Apfel	Zucchinirohkost (S. 34)	Heidelbeer-Vanille-Dickmilch (S. 36)
Deftiger Bohnengulasch (S. 62)	Paprikagemüse mit Spiegeleiern (S. 54)	Gemüsesuppe mit Käseknödeln (S. 76)	Entenbrust mit Orangen-Fenchel-Gemüse (S. 65)
Spaghetti mit Mangoldgemüse (S. 52)	Scholle in Orangen-Sahne-Sauce (S. 70)	Geflügelsuppe „Gärtner Art" (S. 75)	Lammkoteletts mit jungem Gemüse (S. 63)
1 Apfel	Pikantes Käsegebäck (S. 42)	Studentenfutter aus: 2 EL Rosinen, 2 EL Sonnenblumenkernen und 3 Trockenaprikosen	1 Stück Heidelbeertorte (S. 40)
2 Scheiben Vollkornknäckebrot mit Butter und Honig bestrichen	1 Banane	Knusperbrot (S. 40)	1 Stück Kartoffelkuchen (S. 42)
Gefüllte Riesenchampignons (S. 90)	Matjesburger (S. 82) und Rohkost (z. B. Paprika, Kohlrabi, Gurke)	Reissalat mit Schinken und Tomaten (S. 95)	Bunter Sprossensalat (S. 100)
Mozzarellabrot (S. 82) und Rohkost (z.B. Paprika, Kohlrabi, Gurke)	Schlemmerbrot (S. 86) und Rohkost (z.B. Paprika, Kohlrabi, Gurke)	Gemüsepizza (S. 90)	Bunter Gemüsesalat (S. 76)

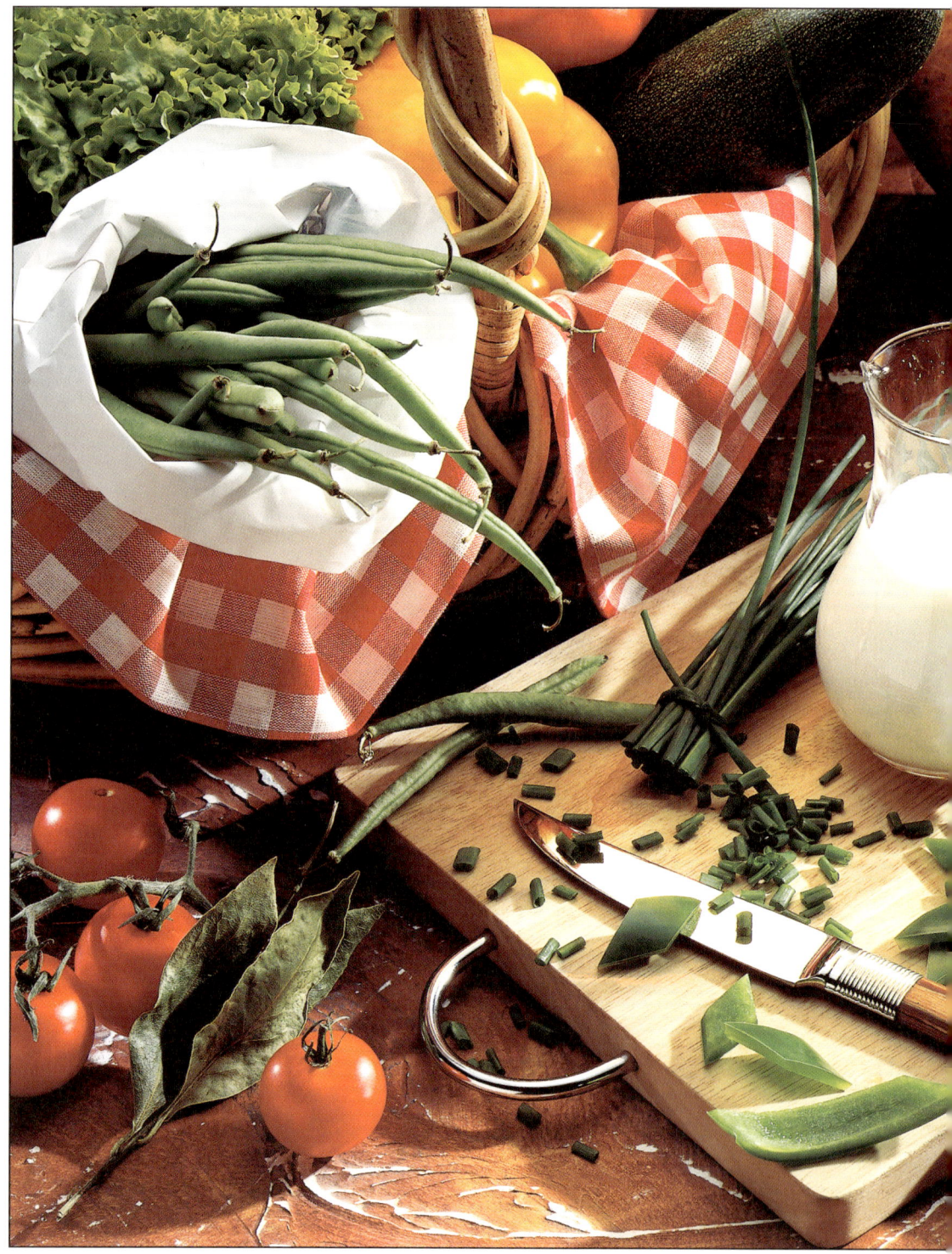

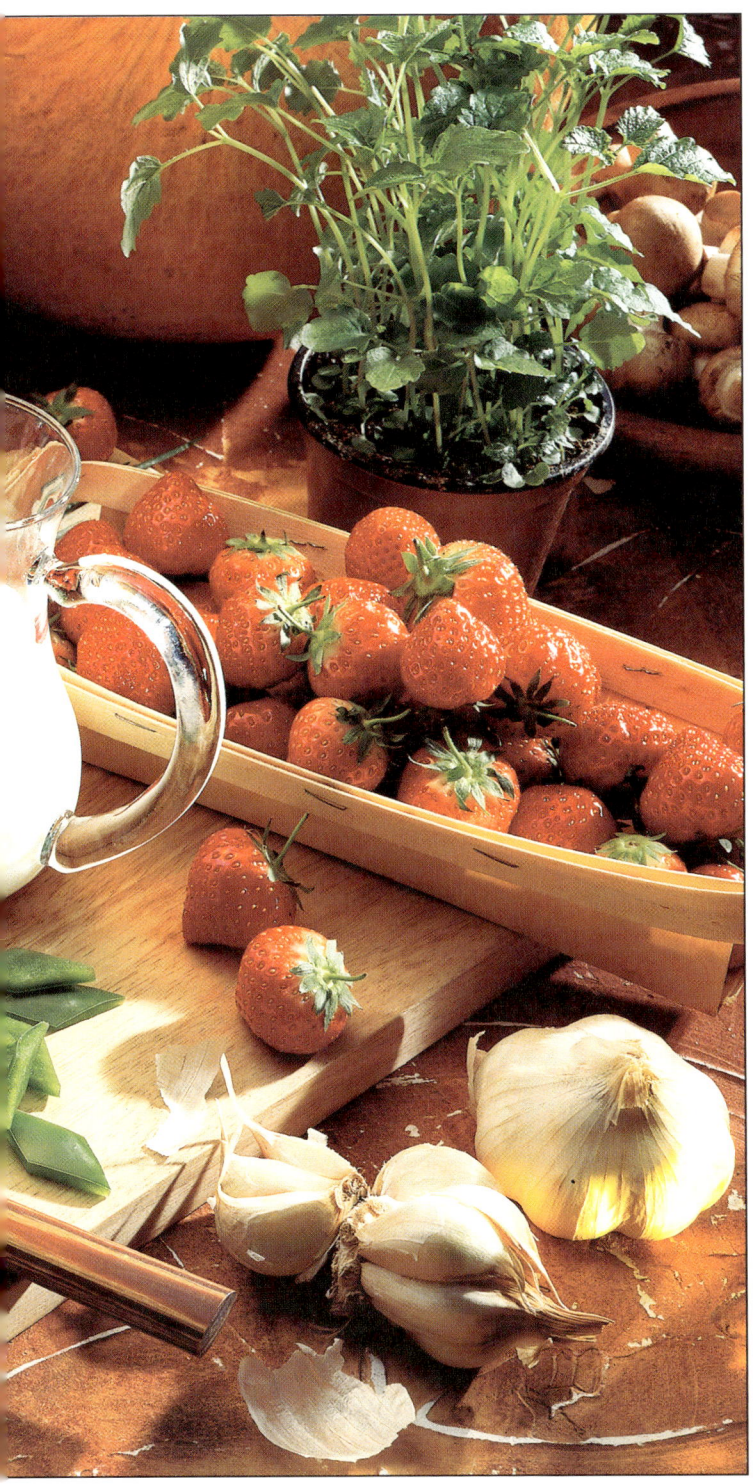

Rezepte

Frühstück

GRAPEFRUITMÜSLI

Zubereitungszeit: ca. 10 Min.

Zutaten für 1 Portion:

2 EL gehackte Mandeln

1 Grapefruit

150 g Joghurt, 3,5% Fett

1 EL Frutilose (Obstdicksaft aus dem Reformhaus)

Zubereitung:

1. Die Mandeln kurz in einer beschichteten Pfanne ohne Fettzugabe anrösten und abkühlen lassen.
2. Inzwischen die Grapefruit schälen, in Spalten teilen und diese gegebenenfalls von zu starken Trennhäuten sorgfältig befreien. Die Grapefruitfilets in eine kleine Schüssel geben.
3. Den Joghurt mit der Frutilose cremig verrühren und auf den Grapefruitfilets verteilen. Das Müsli abschließend mit den gerösteten Mandeln bestreuen.
ca. 340 kcal
(auf dem Foto: Mitte links)

Variation:

Statt der Grapefruit können Sie für ein Orangenmüsli 1 in Filets geschnittene Orange nehmen.

HAFERFLOCKENMÜSLI

Zubereitungszeit: ca. 15 Min.

Zutaten für 1 Portion:

3 EL kernige Haferflocken

150 g Buttermilch

1 EL ungeschwefelte Rosinen

1 EL gehackte Nüsse

1 EL Honig

1/2 vollreife Banane

Zubereitung:

1. Die Haferflocken in ein Schälchen geben und mit der Buttermilch verrühren.
2. Die Rosinen sowie die Nüsse dazugeben und das Müsli mit dem Honig süßen.
3. Die Banane in dünne Scheiben schneiden und auf das Müsli legen.
ca. 385 kcal
(auf dem Foto: unten)

PFLAUMENMÜSLI

Quellzeit: ca. 8 Std.
Zubereitungszeit: ca. 10 Min.

Zutaten für 1 Portion:

3 ungeschwefelte Trockenpflaumen

4–5 EL Wasser

3 EL kernige Haferflocken

4 EL Buttermilch

1 EL Frutilose (Obstdicksaft aus dem Reformhaus) oder Honig

1 EL gehackte Mandeln

Zubereitung:

1. Die Pflaumen in kleine Würfel schneiden und über Nacht in dem Wasser quellen lassen.
2. Am nächsten Morgen die Haferflocken mit den Pflaumen mischen.
3. Anschließend die Buttermilch darauf gießen. Das Müsli mit der Frutilose oder dem Honig süßen und mit den gehackten Mandeln bestreuen.
ca. 250 kcal
(auf dem Foto: oben)

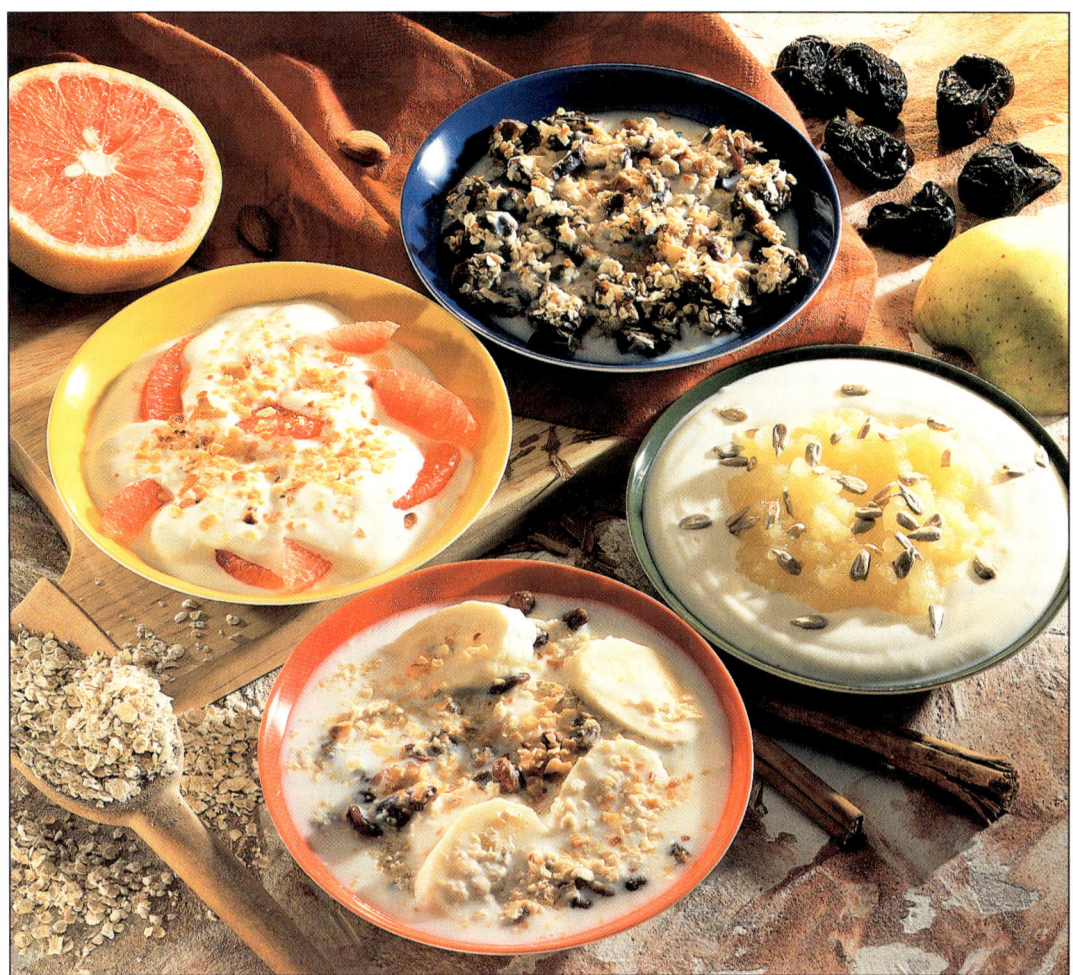

APFELBREI MIT JOGHURT

Zubereitungszeit: ca. 25 Min.

Zutaten für 1 Portion:

2–3 mürbe, süße Äpfel
(z. B. Cox Orange)

1 kleine Stange Zimt

1 EL Frutilose (Obstdicksaft aus
dem Reformhaus)

100 g Joghurt, 3,5 % Fett

1 TL Sonnenblumenkerne

Zubereitung:
1. Die Äpfel schälen, vierteln und die Kerngehäuse sorgfältig entfernen.
2. Die Apfelstücke zusammen mit etwa 75 ml Wasser in einen Topf geben. Die Zimtstange hinzufügen, alles aufkochen und etwa 10 Minuten köcheln lassen. Die Zimtstange danach herausnehmen.
3. Dann die Äpfel mitsamt der Garflüssigkeit fein zerstampfen und mit dem Schneebesen locker aufschlagen. Das Kompott mit der Frutilose süßen.

4. Den Joghurt cremig rühren und in eine kleine Schale geben. Den Apfelbrei darauf verteilen und alles mit den Sonnenblumenkernen bestreuen.
ca. 290 kcal
(auf dem Foto: Mitte rechts)

Tip:

Das Apfelkompott paßt solo sehr gut zu Pfannkuchen oder als Dessert nach einer Kohlenhydratmahlzeit.

MÖHREN-APFEL-FRÜHSTÜCK

Zubereitungszeit: ca. 15 Min.

Zutaten für 1 Portion:

1 Möhre

1 saftiger, säuerlicher Apfel

1/2 Becher Joghurt (ca. 75 g)

1 EL Sonnenblumenkerne

1 El ungeschwefelte Rosinen

1 TL kaltgepreßtes Sonnenblumenöl

1 TL Frutilose (Obstdicksaft aus dem Reformhaus)

1 EL Kokosraspel oder gemahlene Nüsse

Zubereitung:
1. Die Möhre schälen und in feine Stifte schneiden.
2. Den Apfel waschen, vierteln, entkernen und mit der Schale grob raspeln. Beides in einer kleinen Schüssel mischen.
3. Den Joghurt, die Sonnenblumenkerne, die Rosinen, das Öl und die Frutilose mit der Möhren-Apfel-Mischung vermengen und die Kokosraspel oder die Nüsse darauf streuen.
ca. 290 kcal

ERDBEERQUARK

Zubereitungszeit: ca. 10 Minuten.

Zutaten für 1 Portion:

200 g Erdbeeren

150 g Quark, 10% Fett i. Tr.

1 EL süße Sahne

1 EL Frutilose (Obstdicksaft aus dem Reformhaus)

1 EL gehackte, ungesalzene Pistazienkerne

Zubereitung:
1. Die Erdbeeren waschen und putzen. Die Hälfte im Mixer pürieren. Die restlichen Früchte beiseite stellen.
2. Den Quark mit der Sahne, dem Erdbeerpüree und der Frutilose glattrühren.
3. Die restlichen Erdbeeren in Scheiben schneiden und auf dem Quark anrichten.
Das Ganze mit den Pistazien bestreuen.
ca. 300 kcal

Variation:
Außerhalb der Erdbeersaison können Sie für dieses Eiweiß-Frühstück auch Weintrauben, Orangen oder Ananas verwenden.

FRISCHKÄSEBROT MIT APFELSPALTEN

Zubereitungszeit: ca. 10 Min.

Zutaten für 1 Portion:

1 Scheibe Vollkornbrot

2 TL Butter

1 großes Salatblatt

2 gehäufte EL körniger Frischkäse

1/2 kleiner, mürber Apfel

Zubereitung:
1. Die Brotscheibe mit der Butter bestreichen und mit dem gewaschenen Salatblatt belegen.
2. Den Frischkäse auf das Salatblatt geben.
3. Den Apfel entkernen, in dünne Spalten schneiden und diese auf dem Brot verteilen.
ca. 25 kcal
(auf dem Foto oben)

SAFTIGES KÄSEBROT

Zubereitungszeit: ca. 15 Min.

Zutaten für 1 Portion:

1/2 kleiner, mürber Apfel (z. B. Cox Orange)

2 Blätter Lollo Rosso

1 Scheibe Vollkornbrot

2 TL saure Sahne

40 g Blauschimmelkäse, mind. 60% Fett i. Tr. (z. B: Cambozola oder Bavaria blue)

2 Walnußhälften

1 EL Schnittlauchröllchen

Zubereitung:
1. Den Apfel entkernen und in dünne Spalten schneiden.
2. Die Salatblätter putzen; eventuell von harten Blattrippen befreien, waschen und trockentupfen.
3. Die Brotscheibe mit der Sahne bestreichen und zuerst mit den Salatblättern, dann mit den Apfelspalten und dem Käse belegen.
4. Das belegte Brot mit den Nußhälften und dem Schnittlauch garnieren.
ca. 345 kcal
(auf dem Foto unten)

Variation:
Statt Blauschimmelkäse können Sie auch Rahmcamembert oder Rahmbrie verwenden. Für dieses Kohlenhydrat-Frühstück sollte die Käsesorte mindestens 60 % Fett i. Tr. enthalten.

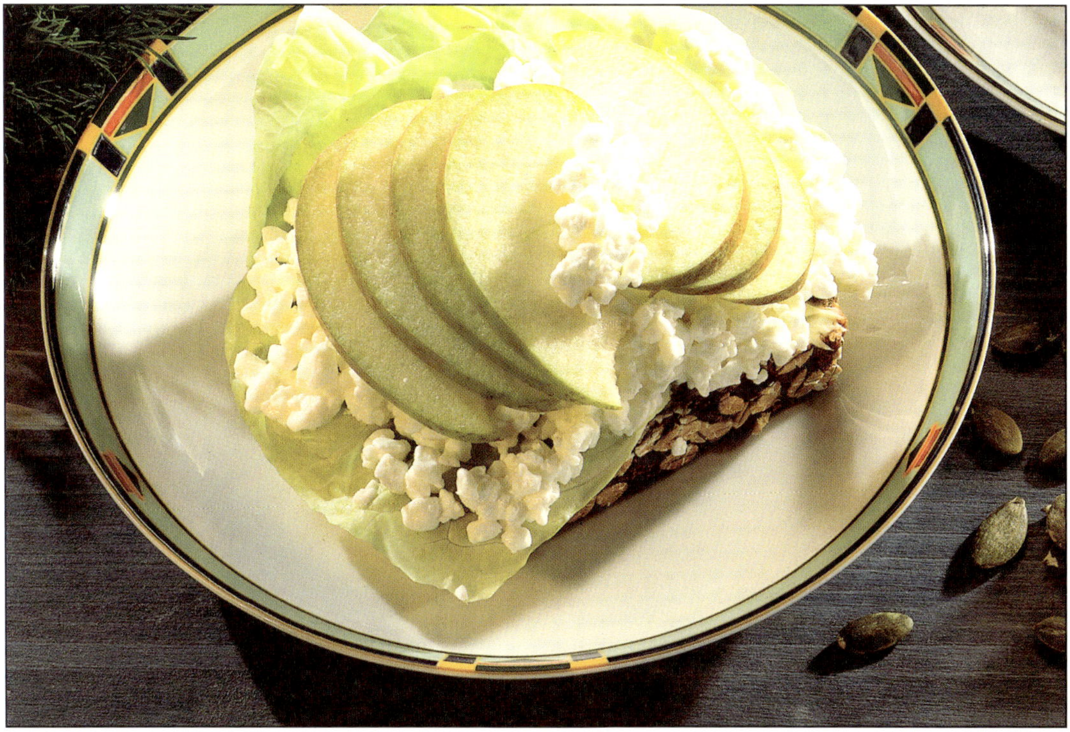

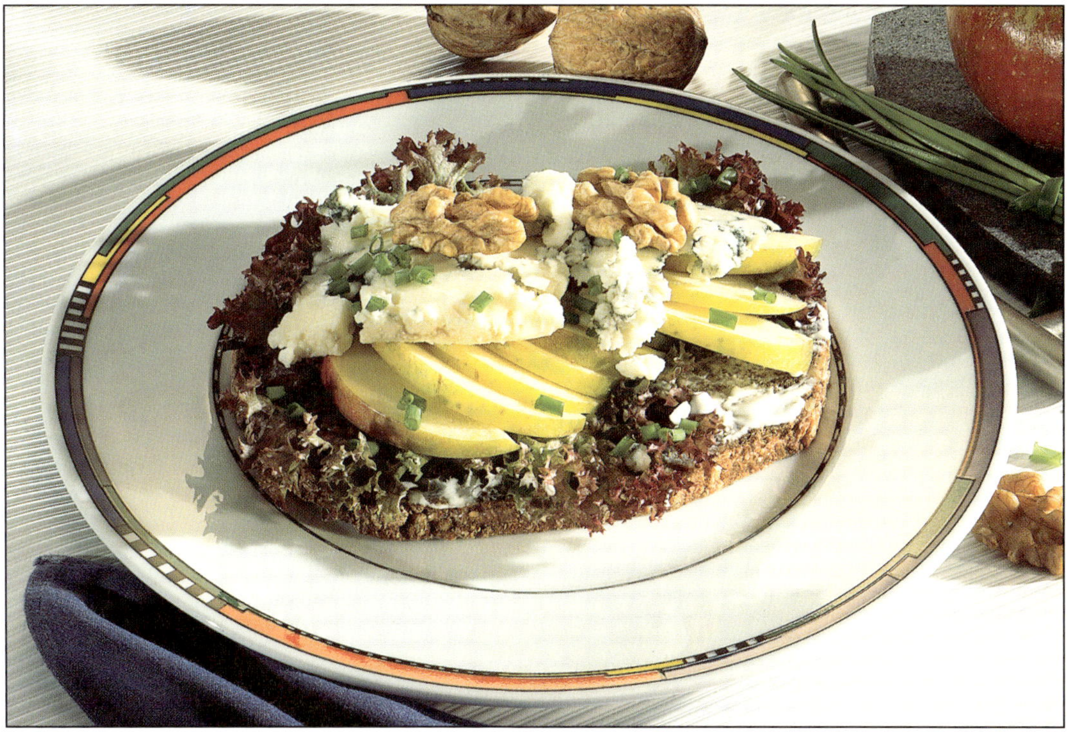

PAPRIKA-QUARK-BROT

Zubereitungszeit: ca. 10 Min.

Zutaten für 1 Portion:

Je ¼ rote, gelbe und grüne
Paprikaschote

1 EL Quark, 20% Fett i. Tr.

1 El süße Sahne

1 EL gehackte, frische Kräuter
(z. B. Petersilie, Schnittlauch und
Kerbel)

Kräutersalz

edelsüßes Paprikapulver

1 Scheibe Vollkornbrot

Zubereitung:

1. Die Paprikastücke waschen,
putzen und entkernen. Die rote
Paprikaschote würfeln, die
gelbe und die grüne in feine
Streifen schneiden.
2. Den Quark mit der Sahne
glattrühren. Die roten Papri-
kawürfel und die Kräuter damit
vermengen und alles mit
etwas Kräutersalz und Paprikapulver würzen.
3. Das Brot mit dem Paprika-
quark bestreichen. Die gelben
und grünen Paprikastreifen darauf anrichten.
ca. 220 kcal

Tip:

Die restlichen Paprikastücke
können Sie für das Rezept
»Paprikagemüse mit Rinderhackfleisch« (S. 52) ver-
wenden.

KRÄUTERQUARKBROT MIT KÜRBISKERNEN

Zubereitungszeit: ca. 10 Min.

Zutaten für 1 Portion:

100 g Quark, 20% Fett i. Tr.

3 EL Mineralwasser

Meersalz

3 EL feingehackte Kräuter
(z.B. Sauerampfer, Pimpernelle,
Kerbel, Petersilie)

1 Scheibe Vollkornbrot

1 TL Butter

1 EL Kürbiskerne

Zubereitung:

1. Den Quark mit dem Mineralwasser glattrühren und leicht
salzen. Dann die Kräuter daruntermischen.
2. Das Brot dünn mit der Butter
bestreichen. Den Quark auf
der Brotscheibe verteilen und
das Ganze zum Schluß mit den
Kürbiskernen bestreuen.
ca. 330 kcal

TOAST MIT BANANE UND HASELNÜSSEN

Zubereitungszeit: ca. 5 Min.

Zutaten für 1 Portion:

2 Scheiben Vollkorntoastbrot

1 kleine Banane

2 TL Butter

1 TL Karobpulver (aus dem
Reformhaus)

1 EL gehackte Haselnußkerne

Zubereitung:

1. Das Brot toasten. Die
Banane schälen und in Scheiben schneiden.
2. Die getoasteten Brotscheiben mit der Butter bestreichen
und mit Karobpulver
bestreuen, solange es noch
warm ist.
3. Die Bananenscheiben darauf verteilen und mit den
Haselnüssen bestreuen.
ca. 340 kcal
(auf dem Foto)

QUARKBRÖTCHEN MIT HEIDELBEEREN

Zubereitungszeit: ca. 5 Min.

Zutaten für 1 Portion:

50 g frische Heidelbeeren

2 EL Quark, 20% Fett i. Tr.

etwas abgeriebene Schale von
1 unbehandelten Zitrone

Zimtpulver

2 TL Frutilose (Obstdicksaft aus
dem Reformhaus)

1 Vollkornbrötchen

Zubereitung:

1. Die Heidelbeeren waschen
und abtropfen lassen. Den
Quark mit der Zitronenschale,
etwas Zimtpulver und der Frutilose verrühren.
2. Das Brötchen aufschneiden,
beide Hälften mit dem Quark
bestreichen und die Heidelbeeren darauf verteilen.
ca. 280 kcal

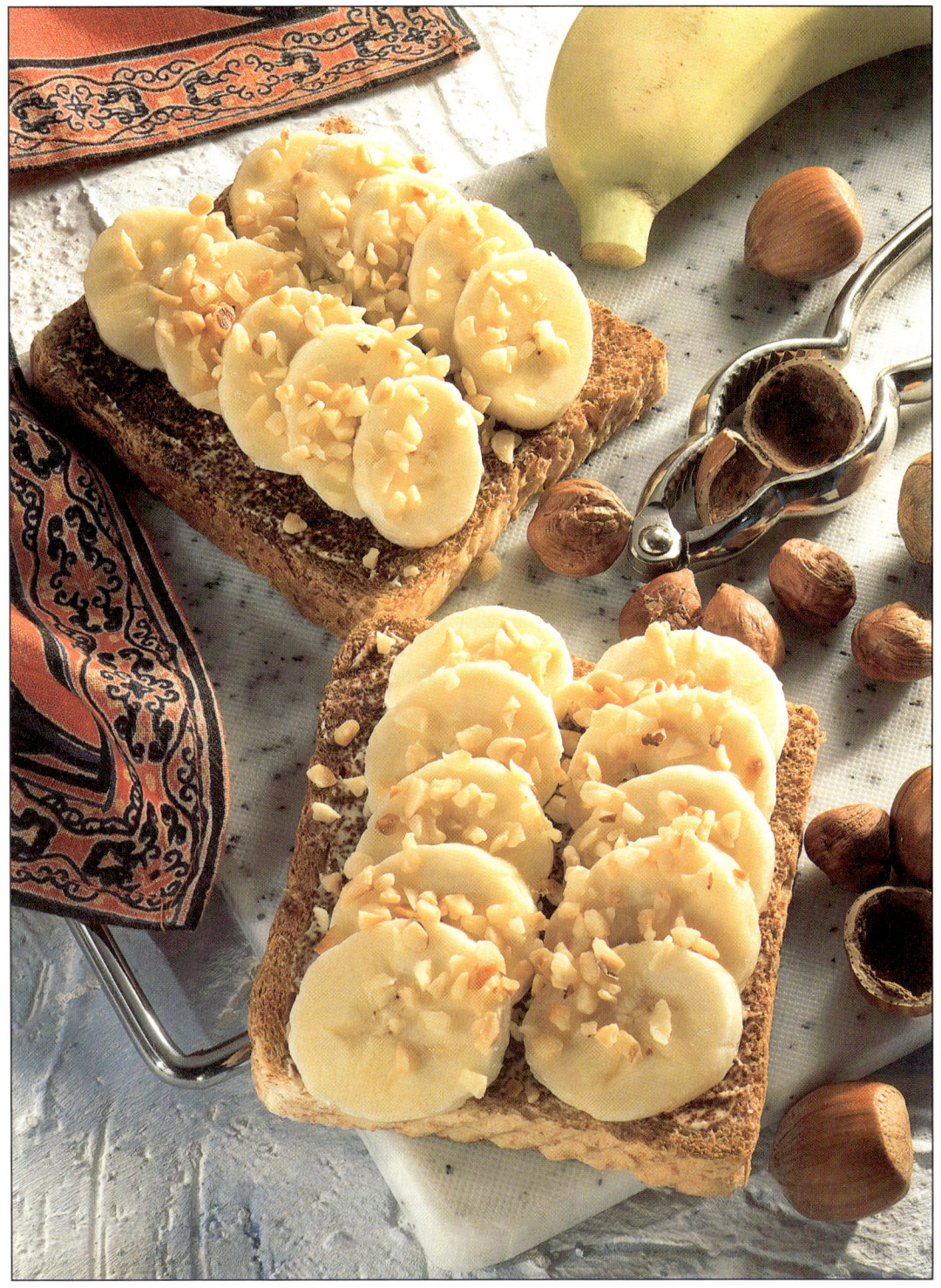

Zwischenmahlzeiten

ZUCCHINIROHKOST

Zubereitungszeit:
ca. 10 Min.

Zutaten für 1 Portion:

1 kleine Zucchini (ca. 150 g)
1 EL kaltgepreßtes Distelöl
50 g Joghurt, 3,5% Fett
$1/2$ TL abgeriebene Schale von 1 unbehandelten Zitrone
1 EL feingeschnittener Dill
$1/4$ TL Kräutersalz

Zubereitung:

1. Die Zucchini waschen, putzen und in feine Stifte schneiden.
2. Das Öl mit dem Joghurt, der Zitronenschale sowie dem Dill verrühren und mit Kräutersalz abschmecken.
3. Die Zucchinistifte erst kurz vor dem Verzehr mit der Sauce mischen.
ca. 190 kcal
(auf dem Foto)

Tip:

Für den kleinen Hunger zwischendurch am Arbeitsplatz ist die Rohkost bestens geeignet. Verpacken Sie die Zucchinistifte und die Sauce getrennt, und mischen Sie beides erst kurz vor dem Essen.

MÖHRENROHKOST

Zubereitungszeit:
ca. 15 Min.

Zutaten für 1 Portion:
Für die Marinade:

2 EL Zitronensaft
$1/2$ TL Meersalz
1 TL Frutilose (Obstdicksaft aus dem Reformhaus)
1 TL kaltgepreßtes Sonnenblumenöl
3 EL Wasser

Für die Rohkost:

150 g Möhren
1 kleiner, junger Kohlrabi
einige Basilikumblättchen

Zubereitung:

1. Aus Zitronensaft, Salz, Frutilose und Öl eine Marinade rühren und diese mit dem Wasser verdünnen.
2. Dann die Möhren und den Kohlrabi schälen und jeweils grob raspeln.
3. Die Rohkost mit der Marinade verrühren und mit den Basilikumblättchen garnieren.
ca. 140 kcal

Variation:

Wenn Sie es etwas fruchtiger mögen, können Sie zusätzlich noch einen halben säuerlichen Apfel raspeln und unter das Gemüse mischen.

ROTE-BETE-SALAT

Zubereitungszeit:
ca. 15 Min.

Zutaten für 1 Portion:
Für den Salat:

1 rote Bete
$1/2$ saurer Apfel
1 kleine Schalotte

Für die Sauce:

$1/2$ Becher Joghurt, 3,5% Fett (ca. 75 g)
Saft von $1/2$ Zitrone
$1/4$ TL Meersalz
2 EL gehackte Petersilie

Zubereitung:

1. Die rote Bete schälen und fein reiben. Den gewaschenen Apfel entkernen und ebenfalls reiben. Die Schalotte schälen und in kleine Würfel schneiden.
2. Den Joghurt mit Zitronensaft, Salz und Petersilie verrühren. Anschließend die Sauce mit dem Salat mischen.
ca. 170 kcal

Variation:

Etwas herzhafter wird der Salat, wenn Sie in die Sauce noch etwas Kümmelpulver hineinrühren.

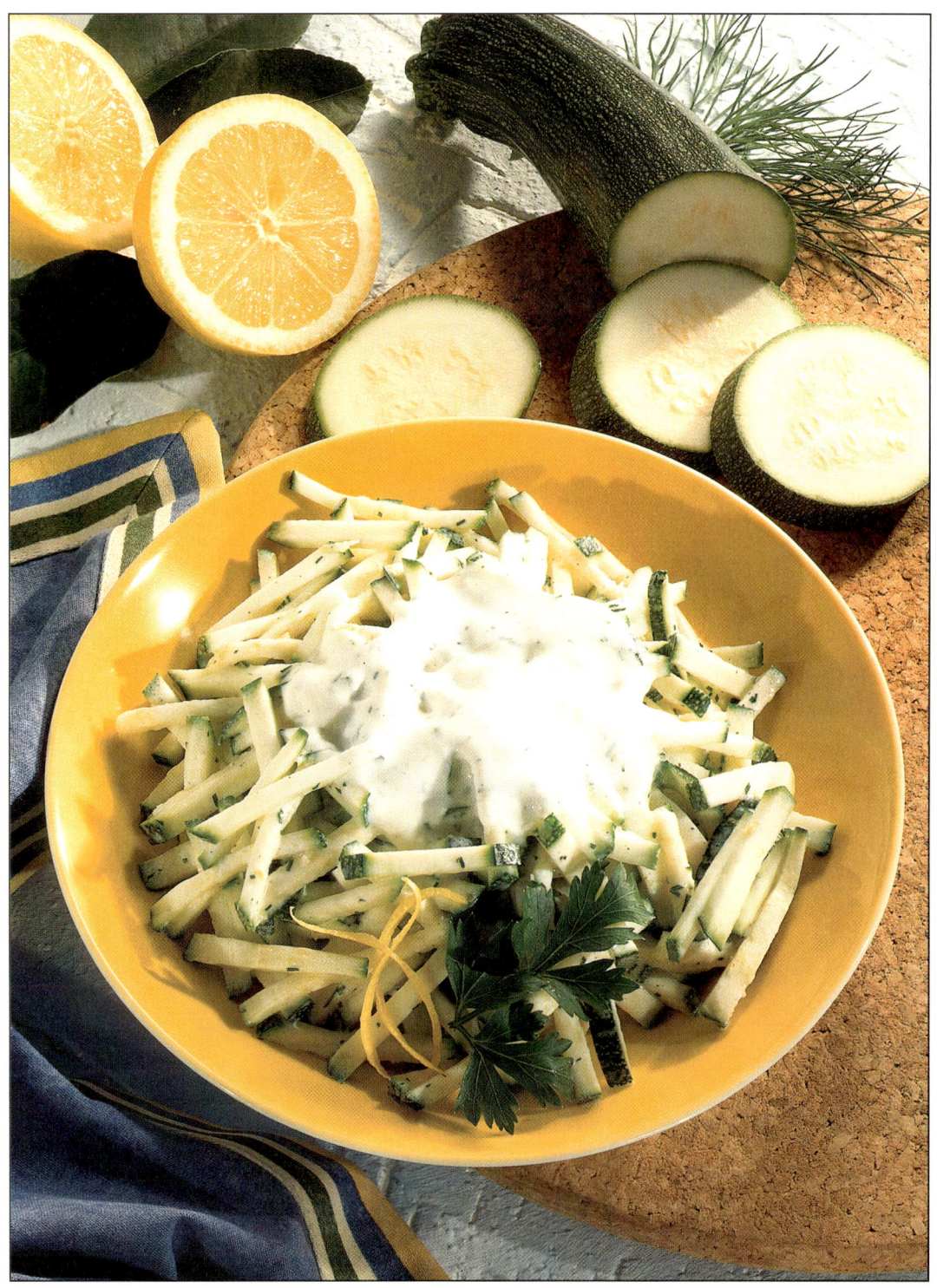

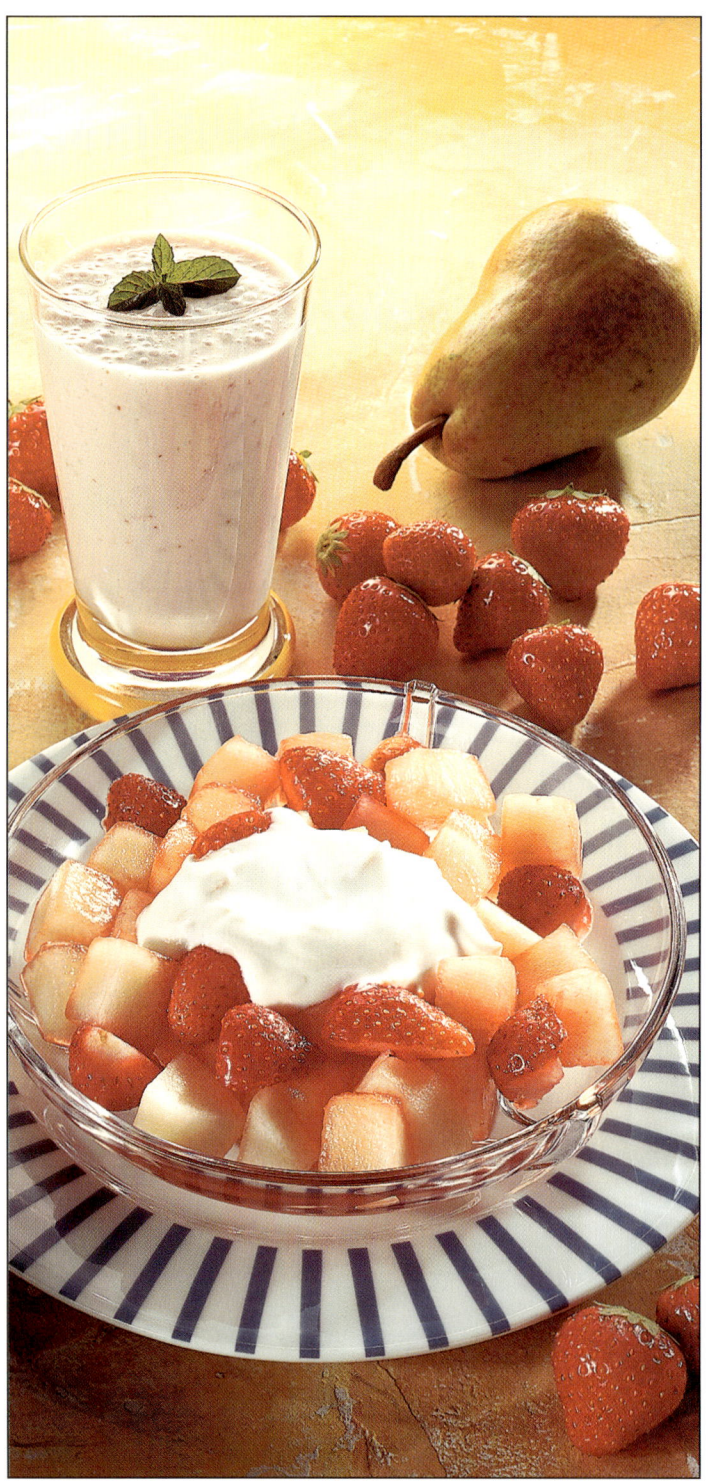

ERDBEERSHAKE

Zubereitungszeit: ca. 10 Min.

Zutaten für 1 Portion:

75 g Erdbeeren
ersatzweise TK-Beeren
175 ml Buttermilch
1 EL Frutilose (Obstdicksaft aus dem Reformhaus)
einige Minzeblättchen

Zubereitung:
1. Die Erdbeeren putzen, waschen und trockentupfen. Sie zusammen mit der Buttermilch sowie der Frutilose in einen Mixbecher geben und im Mixer pürieren.
2. Den Erdbeershake in ein hohes Glas füllen und mit den Minzeblättchen garnieren.
ca. 150 kcal
(auf dem Foto links: oben)

Variation:
Sie können diesen Shake auch mit Himbeeren zubereiten.

HEIDELBEER-VANILLE-DICKMILCH

Zubereitungszeit: ca. 5 Min.

Zutaten für 1 Portion:

50 g Heidelbeeren (ersatzweise TK-Beeren)
1/2 Vanilleschote
125 g Dickmilch
2 EL saure Sahne
1 EL Frutilose (Obstdicksaft aus dem Reformhaus)
2 Zitronenmelisseblättchen

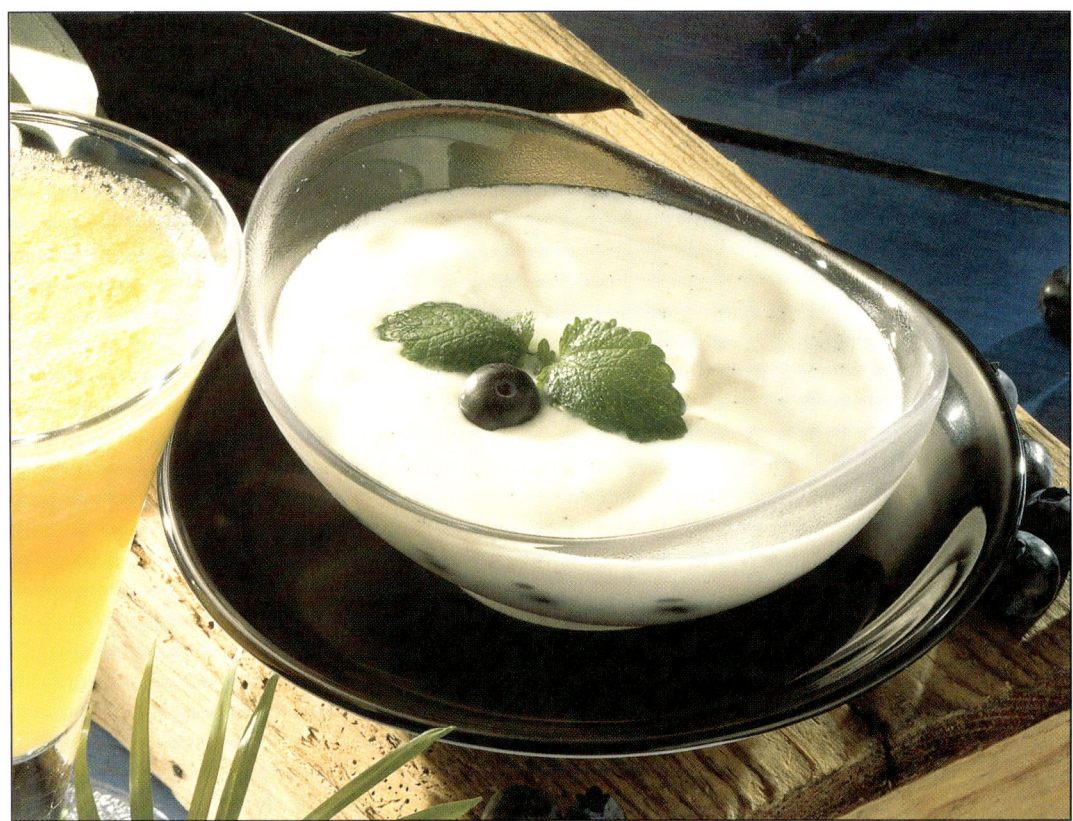

Zubereitung:

1. Die Heidelbeeren waschen und verlesen. Tiefgekühlte Früchte antauen lassen. Die Vanilleschote der Länge nach aufschneiden und das Mark herauskratzen. Die Dickmilch mit der sauren Sahne, dem Vanillemark und der Frutilose verrühren.

2. Die Hälfte der Dickmilch in ein Glasschälchen geben. Die Heidelbeeren darauf verteilen und die restliche Dickmilch darauf gießen. Die Süßspeise mit der Zitronenmelisse garnieren. ca. 200 kcal
(auf dem Foto oben)

BUNTER OBSTSALAT MIT FRISCHKÄSESAUCE

Zubereitungszeit: ca. 10 Min.

Zutaten für 1 Portion:
Für den Obstsalat:

$1/8$ Netzmelone
$1/2$ Birne
100 g Erdbeeren

Für die Sauce:

1 EL Doppelrahmfrischkäse
1 EL Joghurt, 3,5% Fett
etwas abgeriebene Schale einer unbehandelten Orange
1 TL Ahornsirup

Zubereitung:

1. Die Melonenspalte schälen und das Fruchtfleisch würfeln. Die Birne schälen, vierteln, das Kerngehäuse entfernen und die Stücke in kleine mundgerechte Scheiben schneiden.

2. Die Erdbeeren putzen und waschen. Sie dann halbieren oder vierteln. Das Obst in einer Schale mischen.

3. Den Frischkäse mit dem Joghurt, der Orangenschale und dem Ahornsirup glattrühren und als Klecks auf den Obstsalat geben. ca. 210 kcal
(auf dem Foto links: unten)

SCHLEMMERJOGHURT MIT ORANGEN

Zubereitungszeit: ca. 15 Min.
Kühlzeit: ca. 2 Std.

Zutaten für 1 Portion:

2 Blatt weiße Gelatine
1 Orange
150 g Joghurt, 3,5% Fett
1 EL Frutilose (Obstdicksaft aus dem Reformhaus)
3 frische Minzeblättchen

Zubereitung:

1. Die Gelatine etwa 10 Minuten in kaltem Wasser quellen lassen.
2. Inzwischen die Schale der Orange abschneiden und auch die weiße Außenhaut entfernen. Die Filets mit einem scharfen Messer herauslösen und kleinschneiden.
3. Die verbleibenden Fruchtreste auspressen und den Saft auffangen.
4. Die Orangenstücke und den Saft mit dem Joghurt verrühren und das Ganze mit der Frutilose süßen.
5. Nun die Gelatine ausdrücken und in einem Topf bei geringer Hitzezufuhr auflösen. Sie dann langsam in die Joghurtmischung gießen und gut durchrühren.
6. Das Dessert in eine kleine Schale füllen und im Kühlschrank etwa 2 Stunden erstarren lassen.
7. Zum Servieren den Schlemmerjoghurt mit Minzeblättchen garnieren.
ca. 230 kcal
(auf dem Foto: Mitte)

HIMBEERSORBET

Zubereitungszeit: ca. 20 Min.
Gefrierzeit: 2–3 Std.

Zutaten für 2 Portionen:

200 g frische oder TK-Himbeeren
175 g Sahnedickmilch
3 EL Frutilose (Obstdicksaft aus dem Reformhaus)
1 EL Zitronensaft

Zubereitung:

1. Die frischen Himbeeren verlesen und kurz waschen. Gefrorene Früchte etwas antauen lassen. Einige Beeren für die Garnitur beiseite legen.
2. Die Früchte nun mit dem Schneidstab pürieren. Das Himbeermus nach Belieben durch ein Sieb streichen, um so die Kernchen zu entfernen.
3. Die Sahnedickmilch mit der Frutilose und dem Zitronensaft verrühren und alles mit dem Himbeerpüree mischen.
4. Die Masse in eine gut verschließbare Schüssel füllen und sie für 2 bis 3 Stunden ins Gefrierfach stellen. Das Sorbet zwischendurch immer wieder umrühren.
5. Es nach der Gefrierzeit in Dessertgläser geben und mit den restlichen Himbeeren garnieren.
ca. 150 kcal
(auf dem Foto: oben)

Tip:

Wenn Sie dieses Sorbet alleine essen, entnehmen Sie nur die Hälfte, und bewahren Sie den Rest im Gefrierfach auf.

ANANASDESSERT

Zubereitungszeit: ca. 10 Min.

Zutaten für 1 Portion:

2 EL Kokosraspel
2 Scheiben frische Ananas, ohne Schale
2 EL Schlagsahne

Zubereitung:

1. Die Kokosraspeln in einer beschichteten Pfanne ohne Fettzugabe leicht rösten. Die Sahne in einen hohen Rührbecher geben und mit dem elektrischen Handrührgerät steif schlagen.
2. Die Ananasscheiben in den Kokosraspeln wenden und auf einen Teller legen. Die geschlagene Sahne zu dem Ananasdessert reichen.
ca. 215 kcal
(auf dem Foto: unten)

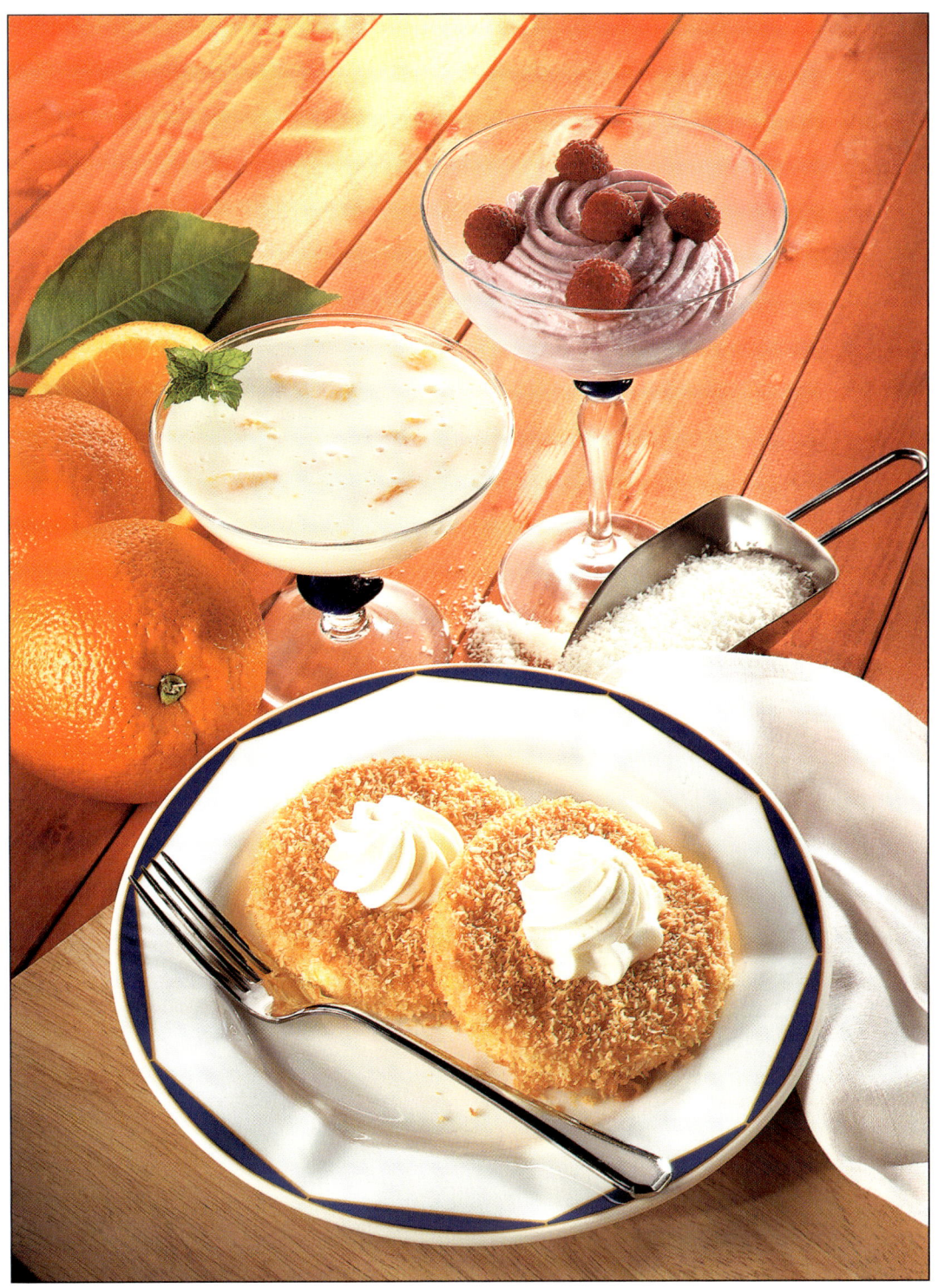

KNUSPERBROT

Zubereitungszeit: ca. 5 Min.

Zutaten für 1 Portion:

1 Scheibe Vollkornbrot (ca. 50 g)
1 EL Quark, 20% Fett i. Tr.
1 TL Ahornsirup
1 TL Weizenkleie
1 TL Weizenkeime
1 TL Leinsamen
6 Scheiben Bananen, $1/2$ cm dick

Zubereitung:

1. Das Brot mit dem Quark bestreichen und den Ahornsirup darauf verteilen.
2. Mit dem Messerrücken die Weizenkleie, die Weizenkeime und den Leinsamen leicht in die Quarkmasse drücken und die Bananenscheiben darauf legen.
ca. 215 kcal
(auf dem Foto: unten)

HEIDELBEERTORTE

Zubereitungszeit: ca. $1\frac{1}{2}$ Std.

Zutaten für 1 Torte (16 Stücke):
Für den Teig:

150 g Weizenmehl, fein geschrotet
1 Eigelb
75 g Butter
1 TL Honig
2 EL Wasser

Für den Belag:

6 Blatt weiße Gelatine
100 g Heidelbeeren
250 g süße Sahne
500 g Quark, 20% Fett i. Tr.
3 EL Apfeldicksaft

Für den Guß:

250 g Heidelbeeren
$1/2$ TL Agar-Agar (4 g) oder 1 Päckchen Tortenguß (ohne Farbstoff und Zucker)
1 EL Apfeldicksaft

Zubereitung:

1. Alle Zutaten für den Mürbeteig rasch miteinander verkneten.
2. Eine Springform (26 cm Ø) einfetten, den Boden mit dem Teig gleichmäßig auslegen und diesen für etwa 30 Minuten kalt stellen.
3. Den Ofen etwa 15 Minuten vor dem Ende der Kühlzeit auf 180 °C vorheizen.
4. Den gekühlten Teig nun im Backofen etwa 10 Minuten backen. Ihn dann auskühlen lassen, vom Blech lösen, aber in der Springform lassen.
5. Die Gelatine etwa 10 Minuten in reichlich kaltem Wasser quellen lassen. Anschließend herausnehmen, gut abtropfen und in einem Topf bei schwacher Hitze unter Rühren flüssig werden lassen.
6. Die Heidelbeeren für den Belag waschen und verlesen. Die Sahne steifschlagen und mit dem Quark, den Heidelbeeren und dem Apfeldicksaft verrühren.

7. Die flüssige Gelatine langsam in die Heidelbeer-Quark-Mischung rühren. Die Masse dann auf dem ausgekühlten Teig verteilen.
8. Nun die Heidelbeeren für den Guß kurz in Wasser schwenken, in ein Sieb geben und den Saft auffangen.
9. Etwa 5 Eßlöffel von diesem lila gefärbten Wasser in eine Tasse geben und den Agar-Agar oder den Tortenguß hineinrühren.
10. Den restlichen Saft erhitzen, nicht kochen, und mit dem Apfeldicksaft süßen. Die Flüssigkeit von der Kochstelle nehmen und den Agar-Agar oder den Tortenguß darunterrühren. Das Ganze nochmals kurz erhitzen und abkühlen lassen.
11. Die Heidelbeeren auf der Heidelbeer-Quark-Creme verteilen und den lauwarmen Guß darauf gießen. Die Torte für etwa 2 Stunden kalt stellen. Sie danach in 16 Stücke zerteilt servieren.
ca. 190 kcal pro Stück
(auf dem Foto: oben)

Tip:

Wenn Sie Gäste erwarten, können Sie diese Torte auch Nicht-Trennköstlern anbieten. Sollten noch Stücke übrigbleiben, so frieren Sie diese portionsweise ein.

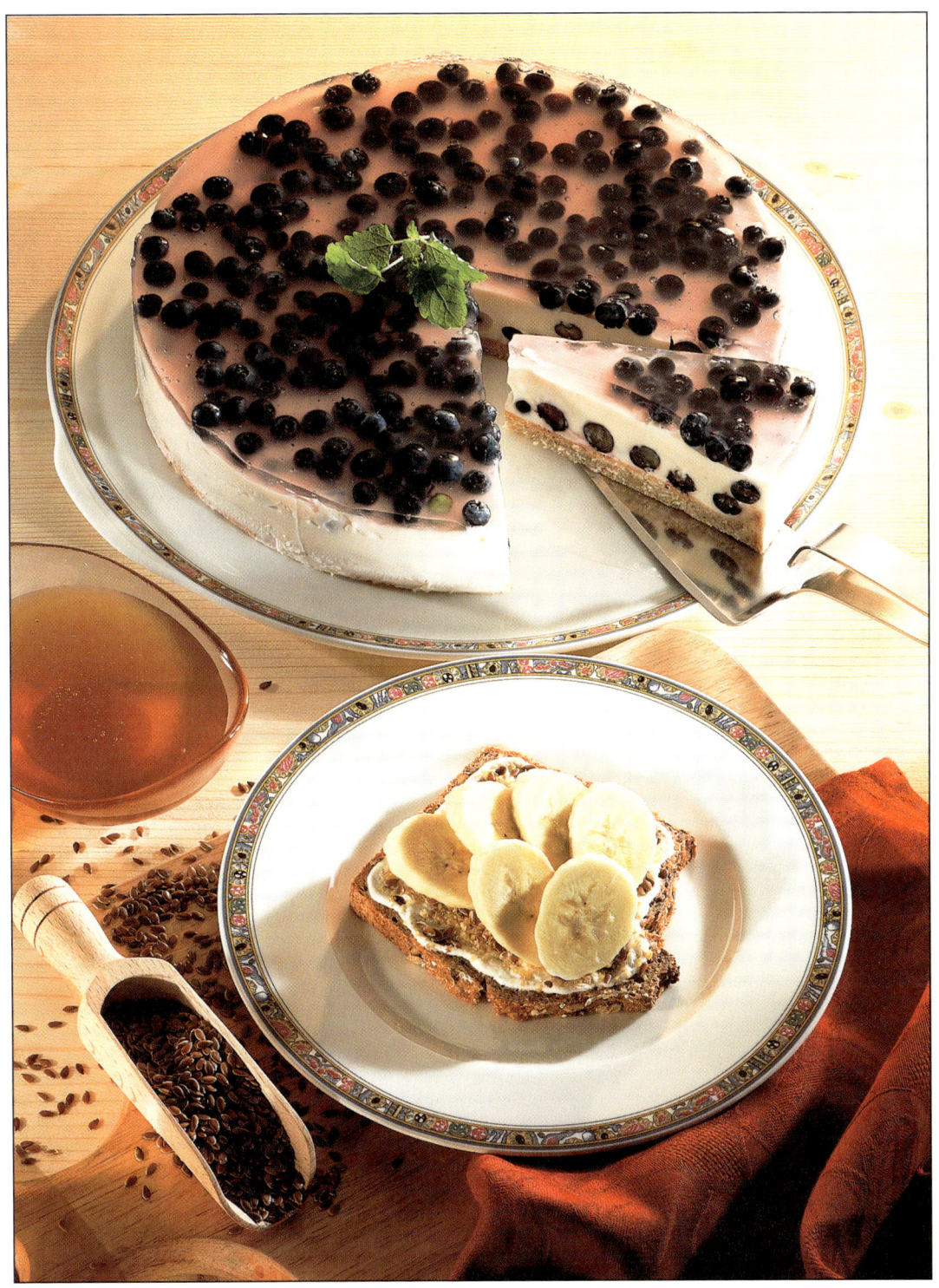

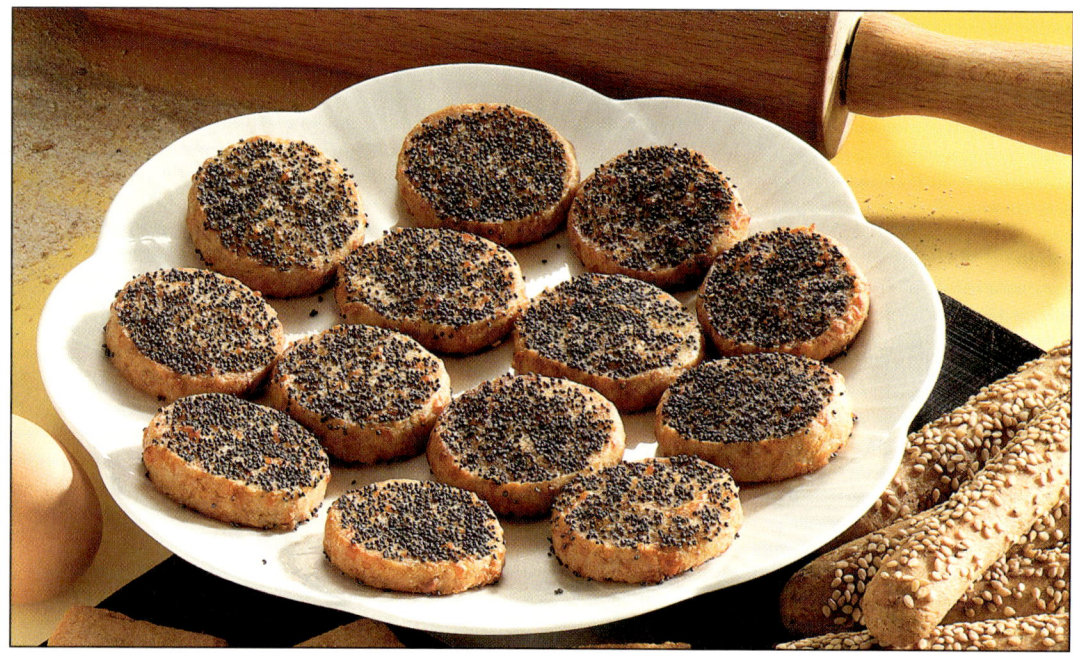

PIKANTES KÄSEGEBÄCK

Zubereitungszeit: ca. 45 Min.
Kühlzeit: ca. 1 Std.
Backzeit: ca. 18 Min.

Zutaten für ca. 35 Stück:

Für den Teig:

120 g feines Dinkelvollkornmehl

70 g geriebener Käse,
mind. 60% Fett i. Tr.
(z.B. Butterkäse oder Rahmgouda)

50 g Butter

50 g süße Sahne

Außerdem:

Mehl für die Arbeitsfläche

1 Eigelb

Kümmel, Sesam oder Mohn

Zubereitung:
1. Das Dinkelmehl zusammen mit dem Käse, der Butter und der Sahne zu einem geschmeidigen Teig verkneten.
2. Den Teig auf einer bemehlten Arbeitsfläche zu einer Rolle (etwa 3 cm Ø) formen. Den Teig dann gut abgedeckt im Kühlschrank etwa 1 Stunde lang ruhen lassen.
3. Den Backofen auf 180 °C vorheizen. Die Rolle danach in etwa 35 gleich dicke Scheiben schneiden und diese auf ein gefettetes Backblech legen.
4. Das Eigelb mit 1 Eßlöffel Wasser verquirlen und die Taler damit bestreichen. Sie nach Belieben mit Kümmel, Sesam oder Mohn bestreuen und in etwa 18 Minuten im Ofen backen.
ca. 40 kcal pro Stück
(auf dem Foto oben)

KARTOFFELKUCHEN

Zubereitungszeit: ca. 1$^1/_2$ Std.

Zutaten für 1 Kuchen
(12 Stücke):

400 g Kartoffeln

1 Päckchen Weinsteinbackpulver

70 g Kartoffelmehl

200 g Ahornsirup oder Honig

3 Eigelb

1 EL Quark, 20% Fett i.Tr.

1 TL abgeriebene Schale einer unbehandelten Zitrone

50 g Rosinen

100 g gemahlene Haselnüsse

15 g Zimt, 1 EL Rum

1 TL ungehärtetes Pflanzenfett
(zum Einfetten der Form)

1 EL Kokosraspel

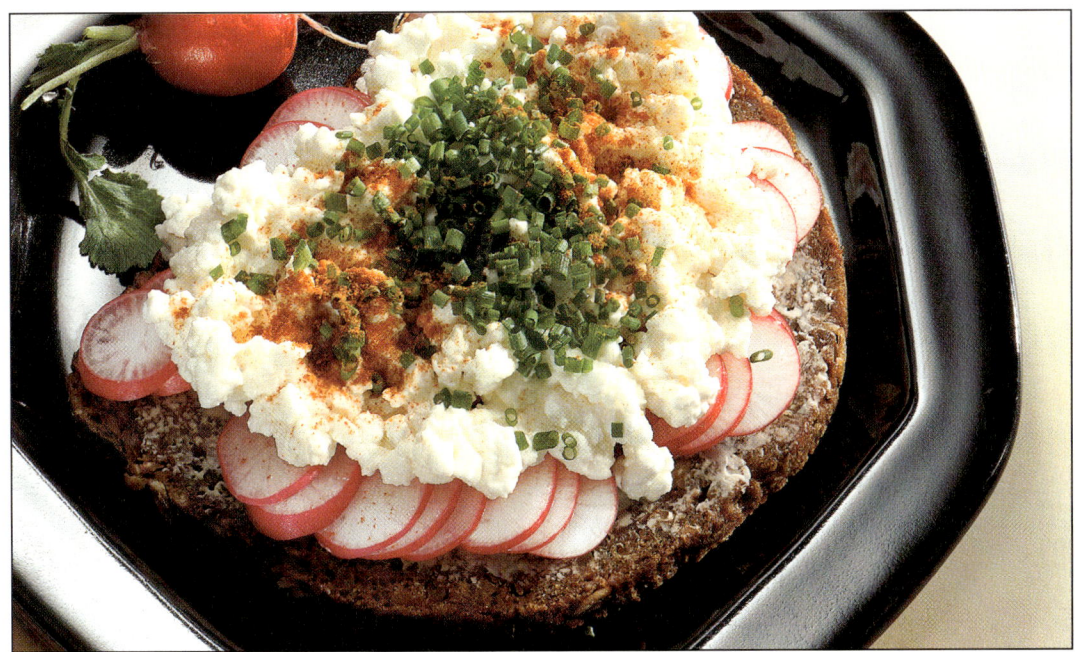

Zubereitung:
1. Die Kartoffeln waschen und mit der Schale in wenig Wasser garen. Anschließend schälen und zu einem glatten Brei zerstampfen.
2. Das Weinsteinbackpulver mit dem Kartoffelmehl mischen und zu den gestampften Kartoffeln geben.
3. Den Backofen auf 150 °C vorheizen. Von dem Ahornsirup oder Honig etwa 1 Eßlöffel für die Glasur zurückbehalten. Nun die Eigelbe mit dem Ahornsirup oder Honig schaumig schlagen.
4. Danach den Quark, die abgeriebene Zitronenschale, die Rosinen, die Haselnüsse, Zimt und Rum hinzufügen und gut vermischen.

5. Die Kartoffelmasse hinzufügen und alles miteinander verrühren. Den Teig in eine gefettete Springform (26 cm Ø) geben und etwa 45 Minuten im Ofen backen.
6. Die Kokosraspel in einer beschichteten Pfanne ohne Fett leicht rösten. Den noch warmen Kuchen mit dem Ahornsirup oder Honig bestreichen und die gerösteten Kokosraspel darauf verteilen. Den Kartoffelkuchen auskühlen lassen und in etwa 12 Stücke geteilt servieren.
ca. 190 kcal pro Stück

Tip:
Der Kuchen bleibt in Alufolie verpackt 2 bis 3 Tage frisch.

RADIESCHENBROT

Zubereitungszeit: ca. 10 Min.

Zutaten für 1 Portion:

1 Scheibe Vollkornbrot
1 TL Butter, 6 Radieschen
80 g körniger Frischkäse
1 EL Schnittlauchröllchen
edelsüßes Paprikapulver

Zubereitung:
1. Das Brot mit der Butter bestreichen. Die Radieschen waschen, in dünne Scheiben schneiden und darauf verteilen.
2. Den Frischkäse auf die Radieschenscheiben geben und das Brot mit den Schnittlauchröllchen und Paprikapulver bestreuen.
ca. 150 kcal
(auf dem Foto oben)

Mittagessen

NUDELN MIT ZUCCHINISAUCE UND KÜRBISKERNEN

Zubereitungszeit: ca. 25 Min.

Zutaten für 1 Portion:

1 kleine Zucchini (ca. 150 g)
100 g Lauch, 1 Knoblauchzehe
75 g Vollkornnudeln (z. B. Hörnchen oder Penne)
1/2 TL Meersalz
1 TL kaltgepreßtes Olivenöl
30 ml vegetarische Gemüsebrühe (aus Instantpulver zubereitet)
1 TL gehackter Thymian
1 EL süße Sahne
1 TL feines Vollkornmehl
1 EL geschälte Kürbiskerne

Zubereitung:

1. Die Zucchini waschen, putzen, der Länge nach vierteln und quer in dünne Scheiben schneiden. Den Lauch putzen, gründlich waschen und in dünne Ringe schneiden. Den Knoblauch schälen und durch die Presse drücken.
2. Die Nudeln in reichlich leicht gesalzenem Wasser in 8 bis 11 Minuten bißfest garen.
3. Inzwischen das Öl in einem Topf erhitzen und Zucchini, Lauch und Knoblauch darin andünsten. Die Brühe angießen, den Thymian dazugeben und das Gemüse etwa 8 Minuten bißfest dünsten.
4. Die Sahne mit dem Gemüse mischen. Das Mehl mit etwas Wasser glattrühren, in die Sauce rühren und kurz aufkochen lassen.

5. Die Nudeln abgießen. Sie mit der Sauce anrichten und alles mit den Kürbiskernen bestreuen.
ca. 500 kcal
(auf dem Foto)

Tip:

Kochen Sie die doppelte Menge Nudeln, und verwenden Sie die zweite Hälfte für das Rezept »Pikante Nudelsuppe« (S. 78).

PETERSILIENGNOCCHI MIT LAUCHGEMÜSE

Zubereitungszeit: ca. 1 Std.
Abkühlzeit: ca. 1 Std.

Zutaten für 1 Portion:

Für die Gnocchi:

250 g mehligkochende Kartoffeln
1 Eigelb
2 EL Vollkornmehl
1 EL gehackte Petersilie
1/4 TL geriebene Muskatnuß
1/2 TL Kräutersalz

Für das Gemüse:

250 g Lauch
1 Knoblauchzehe
1 EL gehackter Estragon
1 EL gehackter Kerbel
40 g Schafskäse, in Lake eingelegt (Feta)

Zubereitung:

1. Die Kartoffeln waschen, in etwas Wasser gar kochen, schälen und abkühlen lassen.

Den Lauch putzen, gründlich waschen und in feine Streifen schneiden. Den Knoblauch schälen und durch die Presse drücken.
2. Die Kartoffeln durch ein feinmaschiges Sieb passieren oder durch die Kartoffelpresse drücken. Die Masse mit Eigelb, Mehl, Petersilie, Muskat und Kräutersalz verkneten.
3. In einem Topf sehr wenig Wasser aufkochen und den Lauch sowie den Knoblauch hineingeben. Beides kurz andünsten und dann bei kleiner Hitze zugedeckt 6 bis 8 Minuten garen. Die Kräuter und den zerbröckelten Schafskäse dazugeben und den Käse leicht schmelzen lassen.
4. Inzwischen für die Gnocchi reichlich leicht gesalzenes Wasser in einem weiteren Topf zum Kochen bringen. Aus dem Kartoffelteig kleine ovale Bällchen formen und diese mit einer Gabel flachdrücken.
5. Nun die Gnocchi in das kochende Wasser geben. Die Hitze reduzieren und die Gnocchi im leicht siedenden Wasser etwa 3 Minuten gar ziehen lassen, bis sie an die Oberfläche steigen. Die Gnocchi mit dem Gemüse servieren.
ca. 360 kcal

Tip:

• Die Gnocchi lassen sich sehr gut auf Vorrat herstellen. Wenn Sie die doppelte Menge Teig zubereiten, können Sie die nicht benötigten Gnocchi ungegart einfrieren.

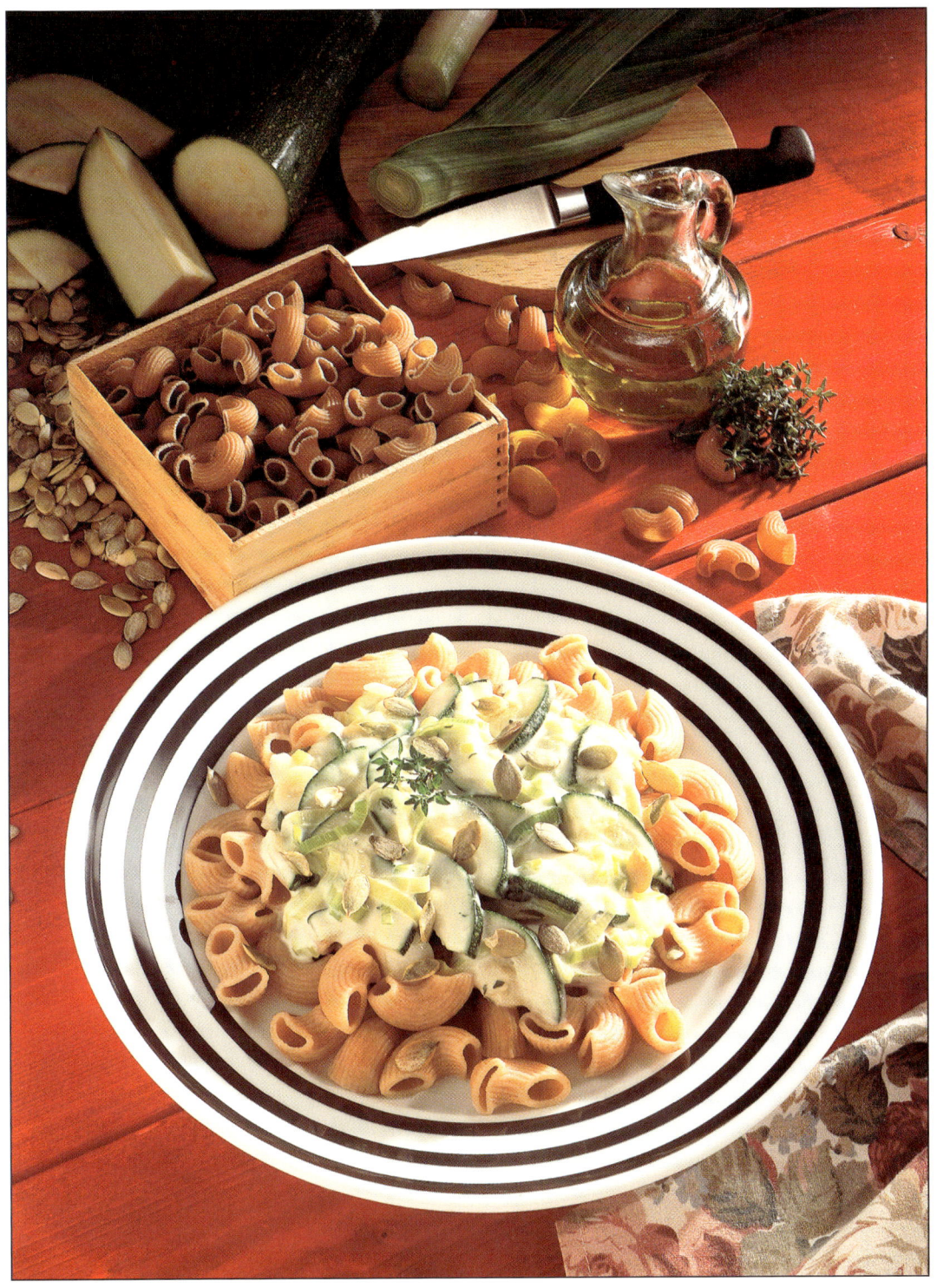

KÄSERISOTTO
MIT GRÜNEM SPARGEL

Zubereitungszeit: ca. 50 Min.

Zutaten für 1 Portion:

½ Zwiebel
1 EL kaltgepreßtes Olivenöl
65 g Naturreis
ca. 125 ml vegetarische Gemüse-brühe (hergestellt aus Instantpulver)
250 g grüner Spargel
½ TL Meersalz
30 g Butterkäse, mind. 60 % Fett i. Tr.
2 EL gehackter Kerbel

Zubereitung:

1. Die Zwiebel schälen und fein würfeln. Das Öl in einem Topf erhitzen und die Zwiebel-würfel darin andünsten. Den Reis hinzufügen und glasig werden lassen. Die Brühe dazugießen, alles aufkochen lassen und den Reis zugedeckt bei schwacher Hitze in etwa 40 Minuten ausquellen lassen.
2. Inzwischen den Spargel waschen und eventuell die Enden abschneiden. Die Spar-gelstangen schräg in etwa 3 cm lange Stücke schneiden. Diese in reichlich leicht gesalze-nem Wasser in etwa 15 Minu-ten bißfest kochen.
3. Den Käse in kleine Würfel schneiden und in dem fertig gegarten Reis schmelzen las-sen. Die Spargelstücke und den Kerbel dann unter den Reis heben.
ca. 410 kcal
(auf dem Foto: oben)

Tip:

So sparen Sie Zeit: Kochen Sie die doppelte Menge Reis, und verwenden Sie den Rest für das Rezept »Reissalat mit Schinken und Tomaten« (S. 95).

HIRSERISOTTO
MIT PINIENMÖHREN

Zubereitungszeit: ca. 45 Min.

Zutaten für 1 Portion:

Für das Risotto:

1 kleine Stange Lauch
1 Knoblauchzehe
1 EL kaltgepreßtes Olivenöl
50 g Hirse
200 ml vegetarische Gemüse-brühe (hergestellt aus Instant-pulver)

Für die Pinienmöhren:

1 EL Schmand (saure Sahne extra)
1 TL Honig
1 El gehackte Petersilie
1 EL Pinienkerne
1 Bund junge Möhren
½ TL Meersalz

Zubereitung:

1. Den Lauch putzen, gründ-lich waschen und in feine Strei-fen schneiden. Den Knoblauch schälen und durch die Presse drücken.
2. Das Öl in einem mittel-großen Topf erhitzen und die Hirse unter Rühren darin andünsten. Die Gemüsebrühe angießen, aufkochen lassen und die Hirse bei schwacher Hitze zugedeckt in etwa 15 Minuten ausquellen lassen.

3. Den Schmand mit Honig und Petersilie verrühren. Die Pinienkerne in einer Pfanne ohne Fett unter Rühren gold-braun rösten und beiseite stellen.
4. Die Möhren gründlich waschen und putzen, dabei etwa 1 cm vom Blattansatz stehenlassen. Dicke Möhren eventuell der Länge nach hal-bieren oder vierteln.
5. Nun den Lauch und den Knoblauch zur Hirse geben und alles noch 5 Minuten weiter-garen.
6. Die Möhren in wenig leicht gesalzenem Wasser in etwa 5 Minuten bißfest dünsten. Dann das Wasser abgießen, den vorbereiteten Schmand unter die Möhren heben und die Pinienkerne darauf streuen. Zum Schluß die Möhren zum Hirserisotto servieren.
ca. 420 kcal
(auf dem Foto: unten)

Tip:

Kochen Sie die doppelte Menge Hirse. Sie können dar-aus am nächsten Tag eine schnelle Suppe bereiten. Erwär-men Sie dazu einfach die gekochte Hirse in etwa 300 ml vegetarischer Gemüsebrühe.

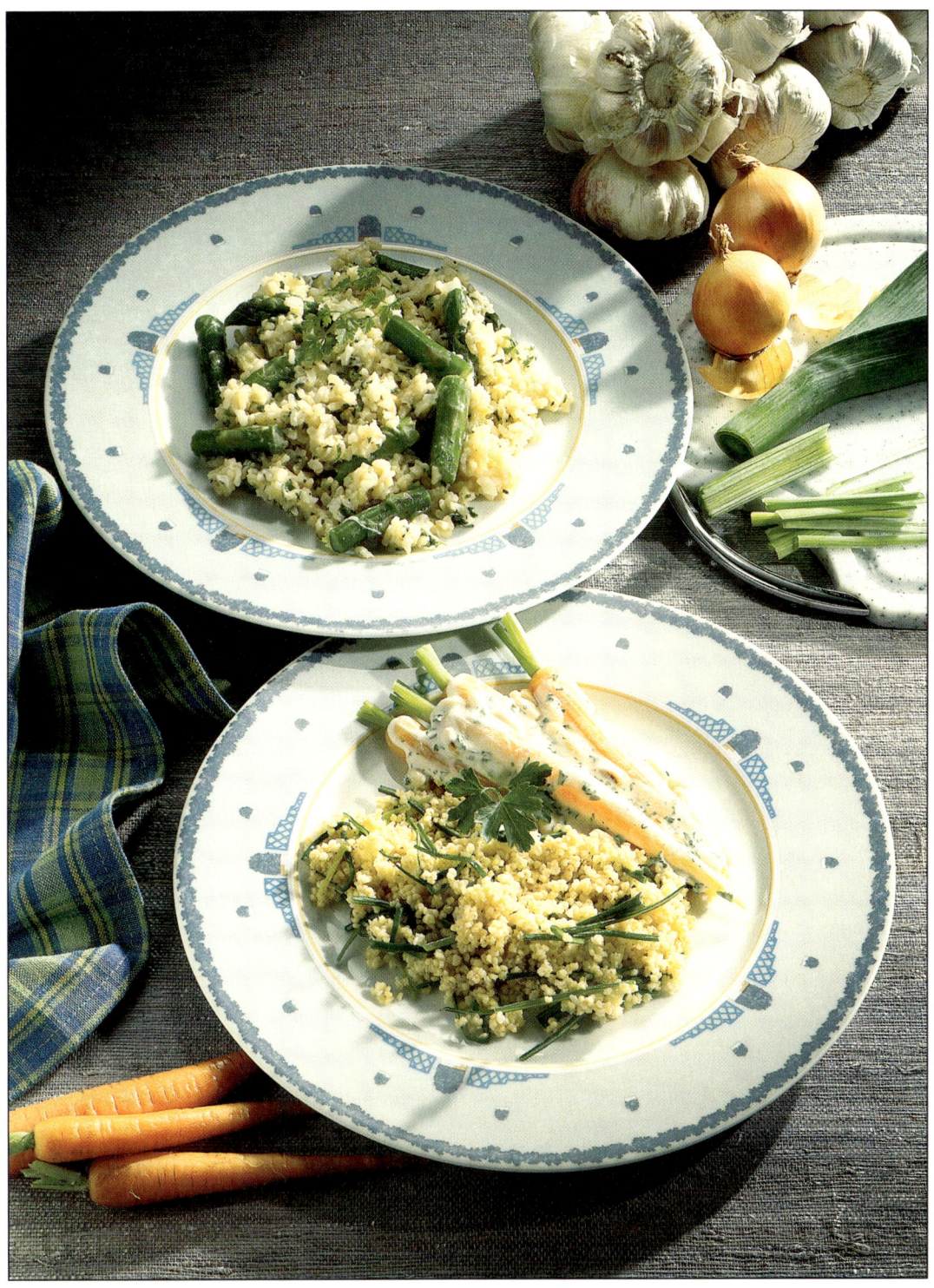

ZUCCHINI-TOMATEN-GRATIN

Zubereitungszeit: ca. 45 Min.

Zutaten für 1 Portion:

3 kleine Zucchini, Meersalz
4 Tomaten, 2 Eier
6 EL Mineralwasser
2 EL süße Sahne
1¹/₂ TL vegetarische Gemüsebrühe (Instantpulver)
1 Knoblauchzehe
40 g geriebener Parmesankäse
etwas Petersilie zum Garnieren

Zubereitung:

1. Die Zucchini waschen, die Stielansätze entfernen und in wenig leicht gesalzenem Wasser 8 bis 10 Minuten dünsten. Dann in nicht zu dünne Scheiben schneiden.
2. Die Tomaten über Kreuz einritzen, für etwa 15 Sekunden in kochendes Wasser tauchen, abschrecken und enthäuten. Ebenfalls in Scheiben schneiden. Abwechselnd die Zucchini- und die Tomatenscheiben schuppenartig in eine Auflaufform legen.
3. Den Backofen auf 175 °C vorheizen. Die Eier mit dem Mineralwasser sowie der Sahne verquirlen und mit der Gemüsebrühe würzen. Die Knoblauchzehe durch die Presse dazudrücken und die Eiermischung auf den Auflauf gießen.
4. Das Ganze mit dem Parmesankäse bestreuen und 25 bis 30 Minuten im Ofen überbacken. Mit der Petersilie garniert servieren.
ca. 450 kcal
(auf dem Foto)

RATATOUILLE MIT SCHAFSKÄSE

Zubereitungszeit: ca. 40 Min.

Zutaten für 1 Portion:

1 Zwiebel
1 TL Butter
1 Aubergine
2 Tomaten
1 gelbe Paprikaschote
1 kleine Zucchini
100 ml Wasser
¹/₂ TL Oregano
¹/₂ TL Kräuter der Provence
1 Msp. Cayennepfeffer
¹/₂ TL Rosmarin
¹/₂ TL Liebstöckel
1 Knoblauchzehe
1 TL vegetarische Gemüsebrühe (Instantpulver)
2 EL süße Sahne, 30% Fett
60 g Schafskäse, in Lake eingelegt

Zubereitung:

1. Die Zwiebel schälen, in feine Ringe schneiden und in der Butter glasig dünsten.
2. Die Aubergine waschen, vom Stielansatz befreien, kleinwürfeln und zu den Zwiebelringen geben.
3. Die Tomaten über Kreuz einritzen, für etwa 15 Sekunden in kochendes Wasser tauchen, abschrecken und enthäuten. Sie dann von den Stielansätzen befreien, halbieren und in kleine Stücke schneiden. Die Tomatenstückchen ebenfalls mitdünsten.
4. Die Paprikaschote und die Zucchini waschen. Die Schote halbieren, entkernen und in Streifen schneiden. Die Zucchini vom Stielansatz befreien und in Würfel schneiden.

5. Beides zu der Ratatouille geben und mit dem Wasser auffüllen. Das Ganze mit den Gewürzen abschmecken.
6. Den Knoblauch schälen und durch die Presse zum Gemüse dazudrücken. Alles miteinander verrühren und mit der Gemüsebrühe würzen. 10 bis 15 Minuten zugedeckt bei schwacher Hitze garen und zuletzt mit der süßen Sahne verfeinern.
7. Zum Schluß den Schafskäse zerbröseln, auf die Ratatouille geben und zugedeckt 5 Minuten erwärmen, bis der Käse geschmolzen ist.
ca. 410 kcal

Tip:

Statt des Käses können Sie 100 g Rinderhackfleisch mitgaren.

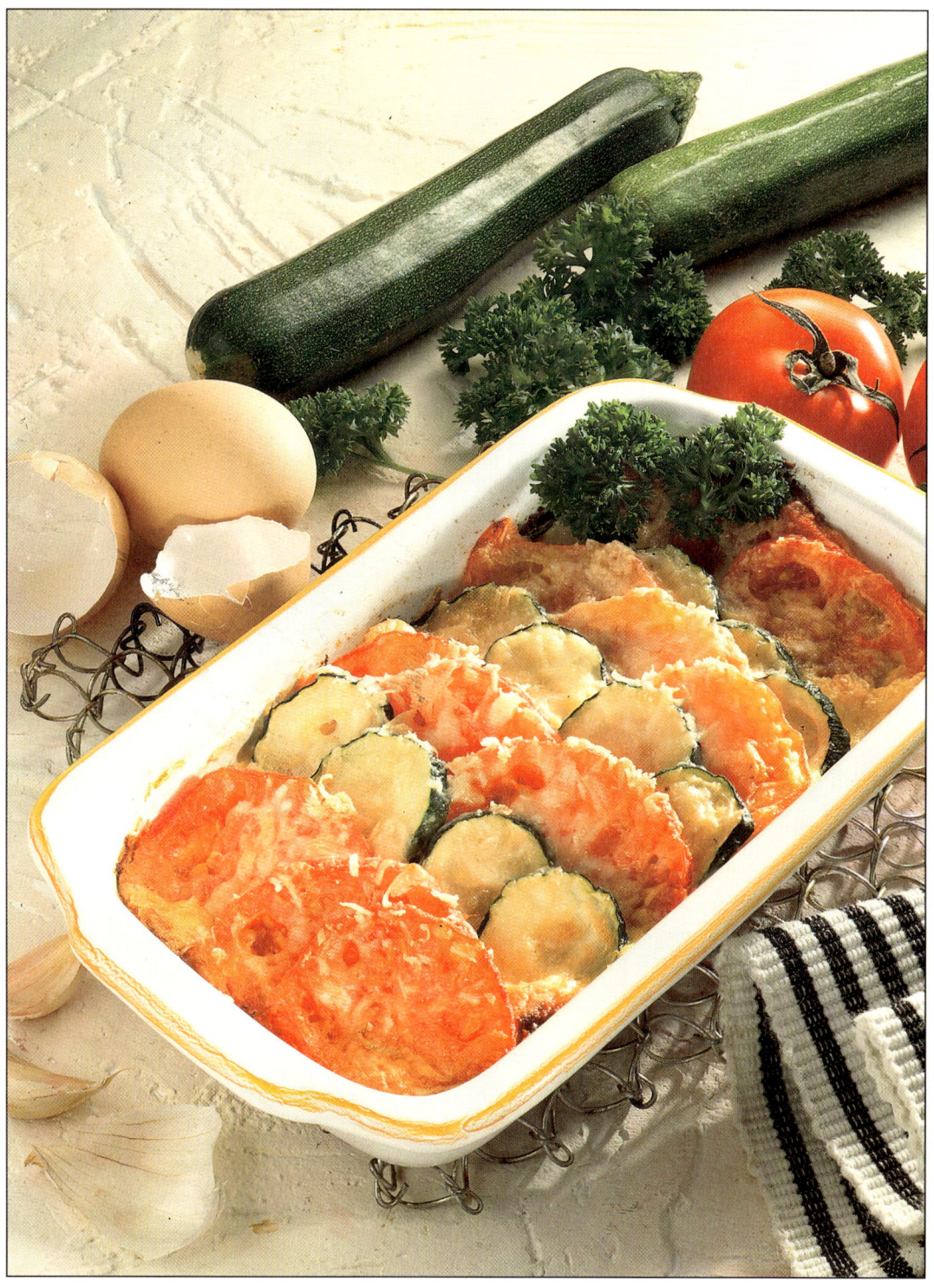

MAKKARONI MIT FENCHEL-ZWIEBEL-GEMÜSE

Zubereitungszeit: ca. 30 Min.

Zutaten für 1 Portion:

65 g Vollkornmakkaroni
1/2 TL Meersalz
1 Fenchelknolle, 1 Zwiebel
1 EL kaltgepreßtes Olivenöl
1 EL feingehackte Petersilie
1/4 TL Cayennepfeffer
1/2 TL edelsüßes Paprikapulver
3 EL Doppelrahmfrischkäse mit Kräutern
etwas Kräutersalz
1 EL Schnittlauchröllchen

Zubereitung:

1. Die Makkaroni in leicht gesalzenem Wasser nach Packungsbeschreibung bißfest garen.
2. Inzwischen den Fenchel putzen, waschen, der Länge nach halbieren und in Streifen schneiden. Die Zwiebel schälen und achteln.
3. Das Öl in einem Topf erhitzen und die Zwiebeln darin andünsten. Fenchel, Petersilie, Cayennepfeffer und Paprikapulver dazugeben und unterrühren.
4. Das Gemüse zugedeckt etwa 10 Minuten garen. Den Frischkäse unter Rühren in dem Gemüse schmelzen lassen. Dann das Ganze mit Kräutersalz abschmecken.
5. Das Fenchelgemüse auf die abgetropften Nudeln geben und alles mit Schnittlauch bestreuen.
ca. 500 kcal
(auf dem Foto)

NUDELSALAT MIT PILZEN

Zubereitungszeit: ca. 40 Min.

Zutaten für 1 Portion:
Für den Salat:

50 g rohe Vollkornnudeln (Hörnchen oder eine andere Sorte kleine Nudeln)
125 g braune Champignons
1 EL Butter
1 TL Pizzagewürz
1 EL vegetarische Gemüsebrühe (Instantpulver)
1 Tomate
1/2 rote Paprikaschote
1 Peperoni

Für die Sauce:

85 g Sahnedickmilch
1 TL vergorenes Molkekonzentrat (Molkosan)
nach Belieben 1 Knoblauchzehe
Kräutersalz

Außerdem:

4 schwarze Oliven
einige Basilikumblätter

Zubereitung:

1. Die Nudeln in leicht gesalzenem Wasser in 12 bis 15 Minuten bißfest garen.
2. Inzwischen die Pilze putzen, kurz waschen oder vorsichtig abreiben und in feine Scheiben schneiden. Die Butter in einer Pfanne zerlassen und die Pilze bei mittlerer Hitzezufuhr so lange braten, bis die austretende Flüssigkeit verdampft ist.
3. Die Pilze mit dem Pizzagewürz und der Instantbrühe abschmecken und abkühlen lassen. Die Nudeln abgießen, abtropfen und ebenfalls abkühlen lassen.
4. Nun die Tomate waschen, von den Stielansätzen befreien und das Fruchtfleisch fein würfeln. Die Paprikaschote und die Peperoni waschen und entkernen. Beides dann in feine Streifen schneiden.
5. Für die Salatsauce die Sahnedickmilch mit dem Molkekonzentrat verrühren. Nach Belieben die Knoblauchzehe durch eine Presse dazudrücken und alles nach Belieben mit Kräutersalz würzen.
6. Die Sauce mit allen vorbereiteten Salatzutaten mischen. Die Oliven auf den Salat geben und ihn mit den Basilikumblättern garnieren.
ca. 460 kcal

Tip:

Kochen Sie die doppelte Menge Nudeln und bewahren Sie die eine Hälfte gut verschlossen im Kühlschrank auf. So können Sie an einem der nächsten Tage abends im Nu das Rezept »Nudelsalat mit grünem Spargel« (S. 98) zubereiten.

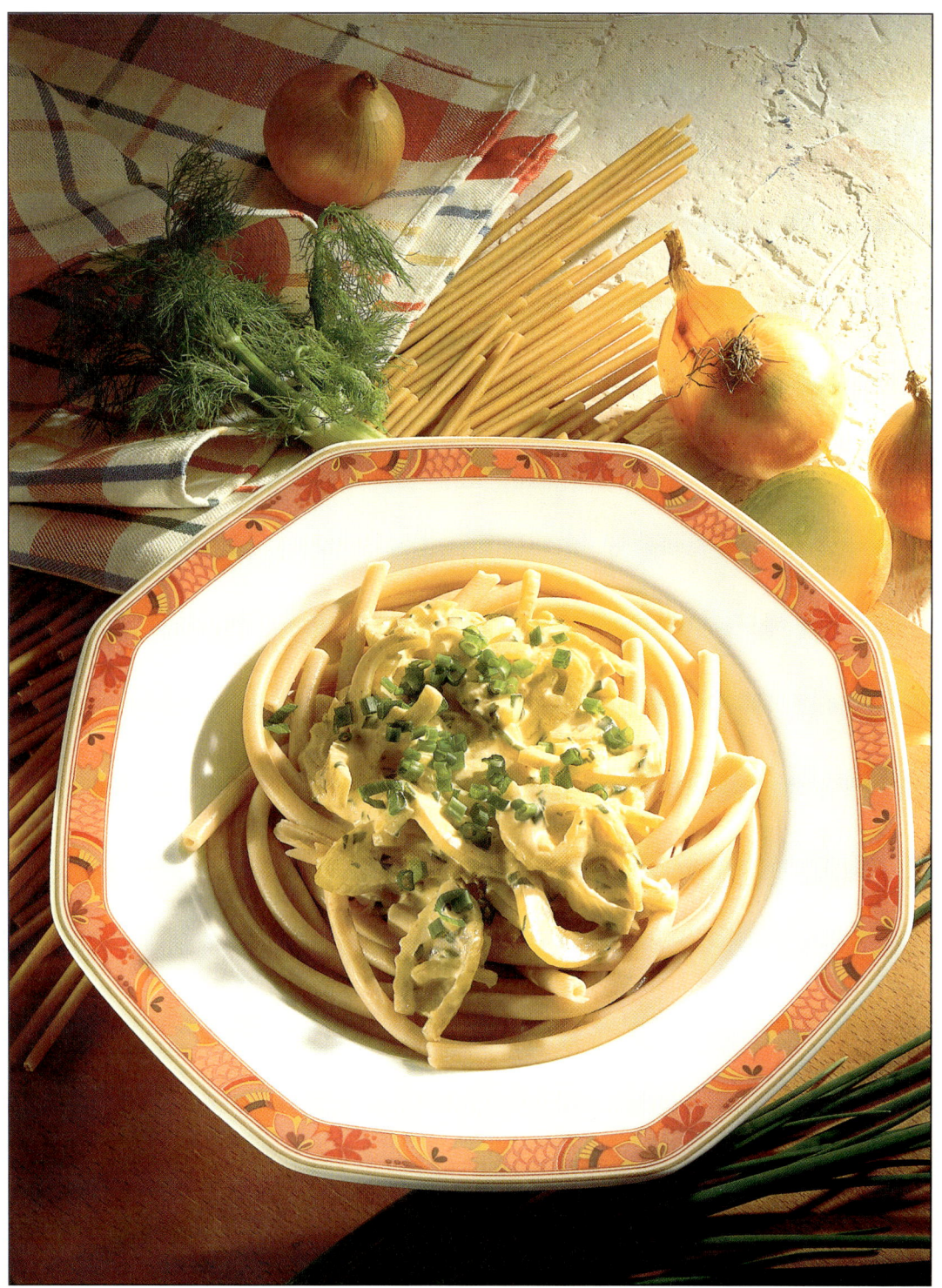

SPAGHETTI
MIT MANGOLDGEMÜSE

Zubereitungszeit: ca. 25 Min.

Zutaten für 1 Portion:

1 Zwiebel
1 Knoblauchzehe
1 Stange Bleichsellerie
200 g Mangold
65 g Vollkornspaghetti
$1/2$ TL Meersalz
1 EL kaltgepreßtes Olivenöl
150 ml vegetarische Gemüsebrühe (hergestellt aus Instantpulver)
1 TL gehackter Thymian
1 TL gehackter Rosmarin
40 g Doppelrahmfrischkäse
1 TL feines Vollkornmehl

Zubereitung:

1. Die Zwiebel schälen und fein würfeln. Den Knoblauch schälen und durch die Presse drücken. Den Bleichsellerie putzen, waschen und in dünne Scheiben schneiden.
2. Den Mangold putzen und waschen. Die Blätter von den Stielen abtrennen und beides in breite Streifen schneiden, separat halten.
3. Für die Spaghetti reichlich leicht gesalzenes Wasser zum Kochen bringen und die Nudeln darin in 8 bis 11 Minuten bißfest garen.
4. Inzwischen das Öl erhitzen und die Zwiebel sowie den Knoblauch darin glasig dünsten. Den Sellerie, die Mangoldstiele und die Brühe dazugeben und alles aufkochen lassen. Dann die Kräuter hinzufügen und das Gemüse bei schwacher Hitze ungefähr 10 Minuten garen.

5. Nun die Mangoldblätter zum Gemüse geben und alles weitere 3 bis 4 Minuten garen. Dann den Frischkäse unter gelegentlichem Umrühren im Gemüse schmelzen lassen. Das Mehl mit etwas Wasser anrühren, in die Sauce rühren und kurz aufkochen lassen. Das Gemüse zusammen mit den Spaghetti servieren.
ca. 490 kcal
(auf dem Foto: oben)

Variation:

Statt Mangold können Sie auch Blattspinat nehmen.

Tip:

Kaufen Sie etwas mehr Mangold ein, und verarbeiten Sie diesen an einem der nächsten Tage im Rezept »Mangoldröllchen mit Kräutersauce« (S. 56).

PAPRIKAGEMÜSE MIT
RINDERHACKFLEISCH

Zubereitungszeit: ca. 15 Min.

Zutaten für 1 Portion:

100 g Rinderhackfleisch
250 g Paprikaschoten (grün, gelb oder rot)
2 reife Tomaten
$1/4$ TL Kräuter der Provence
$1/4$ TL Oregano
$1/4$ TL getrockneter Majoran
$1/4$ TL Liebstöckel
1 EL süße Sahne, 30% Fett

Zubereitung:

1. Das Rinderhackfleisch in einer beschichteten Pfanne bei mäßiger Hitze ohne Fett leicht anbraten.
2. Die Paprikaschoten waschen, halbieren und entkernen. Das Fruchtfleisch in kleine Stücke schneiden. Die Tomaten waschen, vom Stielansatz befreien und kleinwürfeln. Beide Zutaten zum Hackfleisch geben und bei schwacher Hitze zum Kochen bringen.
3. Das Gemüse anschließend mit den Kräutern der Provence, Oregano, Majoran und Liebstöckel würzen und mit der Sahne verfeinern.
ca. 360 kcal
(auf dem Foto: unten)

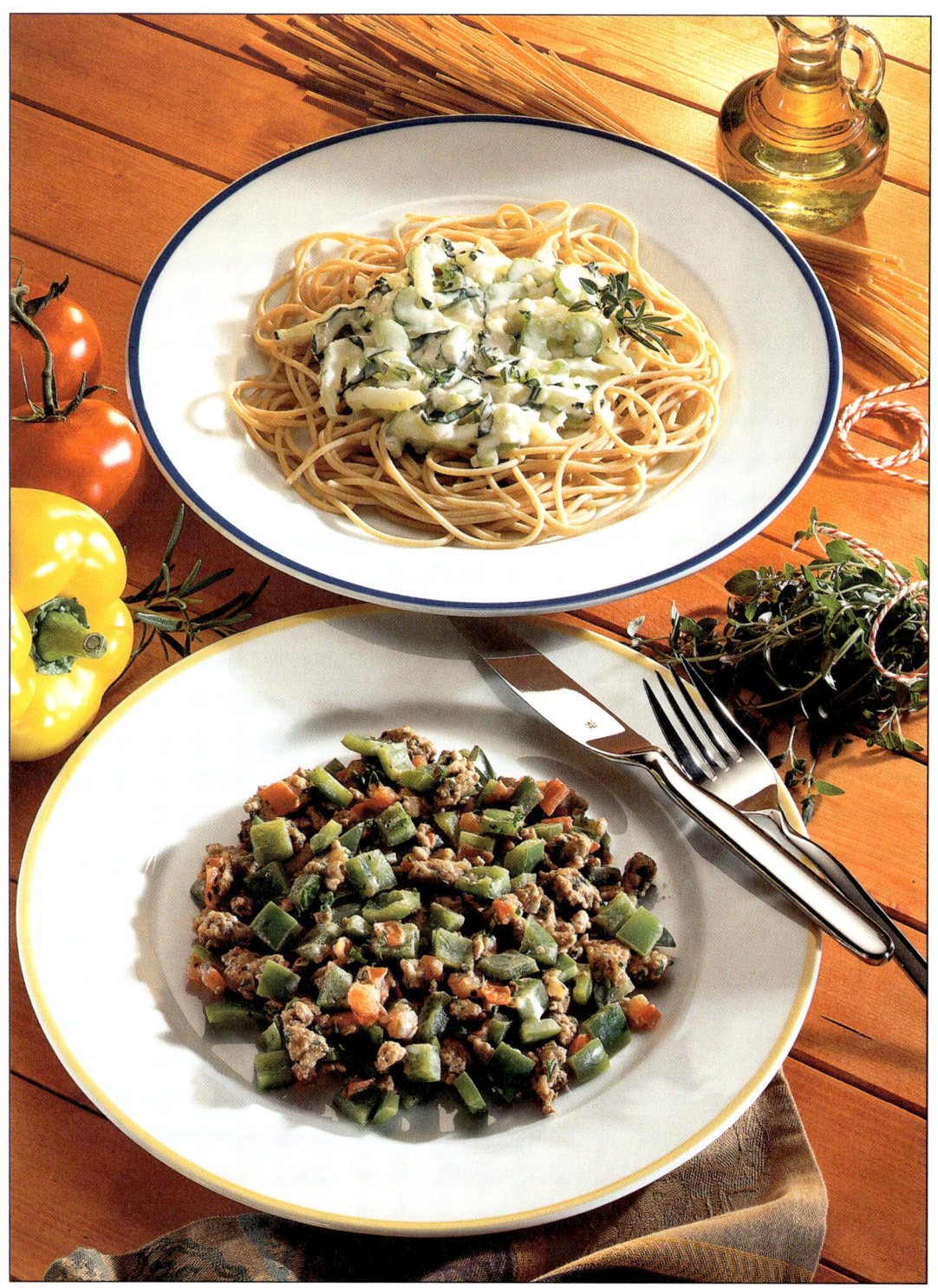

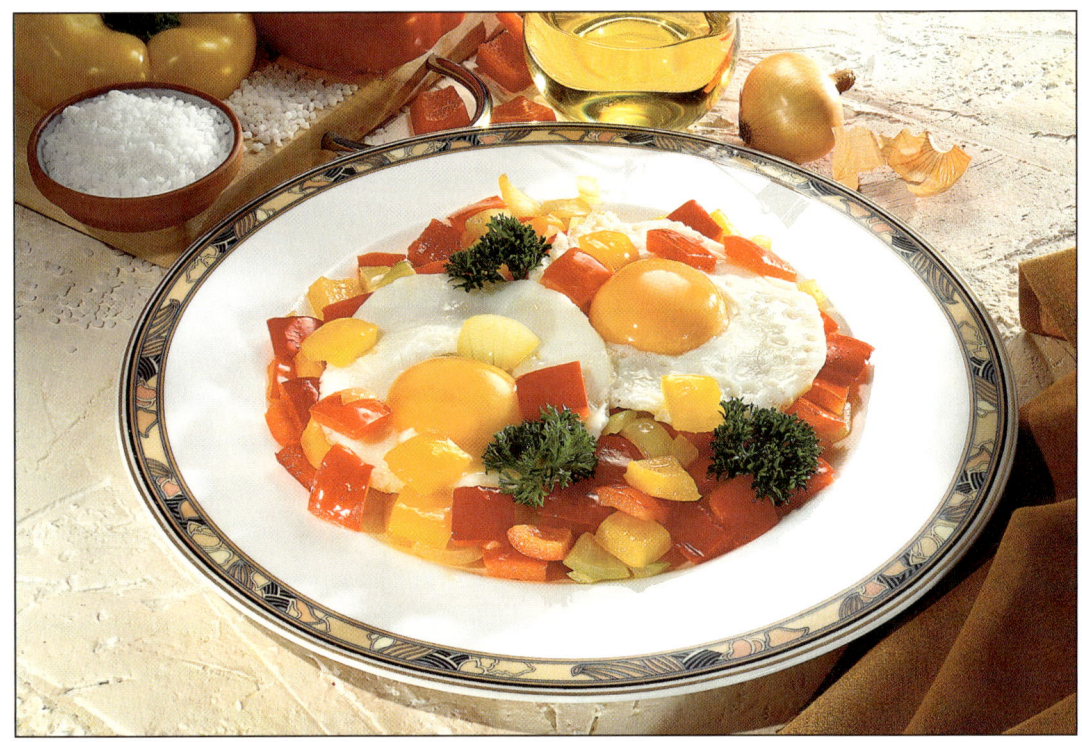

PAPRIKAGEMÜSE
MIT SPIEGELEIERN

Zubereitungszeit: ca. 25 Min.

Zutaten für 1 Portion:

Für das Gemüse:

1 gelbe Paprikaschote	
2 rote Paprikaschoten	
1 Zwiebel	
1 EL Butter	
1 TL vegetarische Gemüsebrühe (Instantpulver)	

Für die Eier:

2 TL kaltgepreßtes Sonnenblumenöl	
2 Eier	
1 Msp. Meersalz	

Außerdem:

1 Stengel Petersilie	

Zubereitung:

1. Die Paprikaschoten waschen, putzen und halbieren. Die Hälften entkernen und das Fruchtfleisch in gleich große Stücke schneiden.

2. Die Zwiebel schälen und grob würfeln. Die Butter in einer Pfanne erwärmen und die Zwiebelwürfel darin glasig dünsten.

3. Die Paprikastücke hinzufügen und alles etwa 5 Minuten dünsten. Danach mit der vegetarischen Brühe würzen.

4. In der Zwischenzeit das Öl in einer weiteren Pfanne erhitzen. Die Eier einzeln hineinschlagen und Spiegeleier braten. Diese mit dem Salz leicht würzen. Das Paprikagemüse zusammen mit den Spiegeleiern servieren und mit der gewaschenen Petersilie garnieren.

ca. 460 kcal

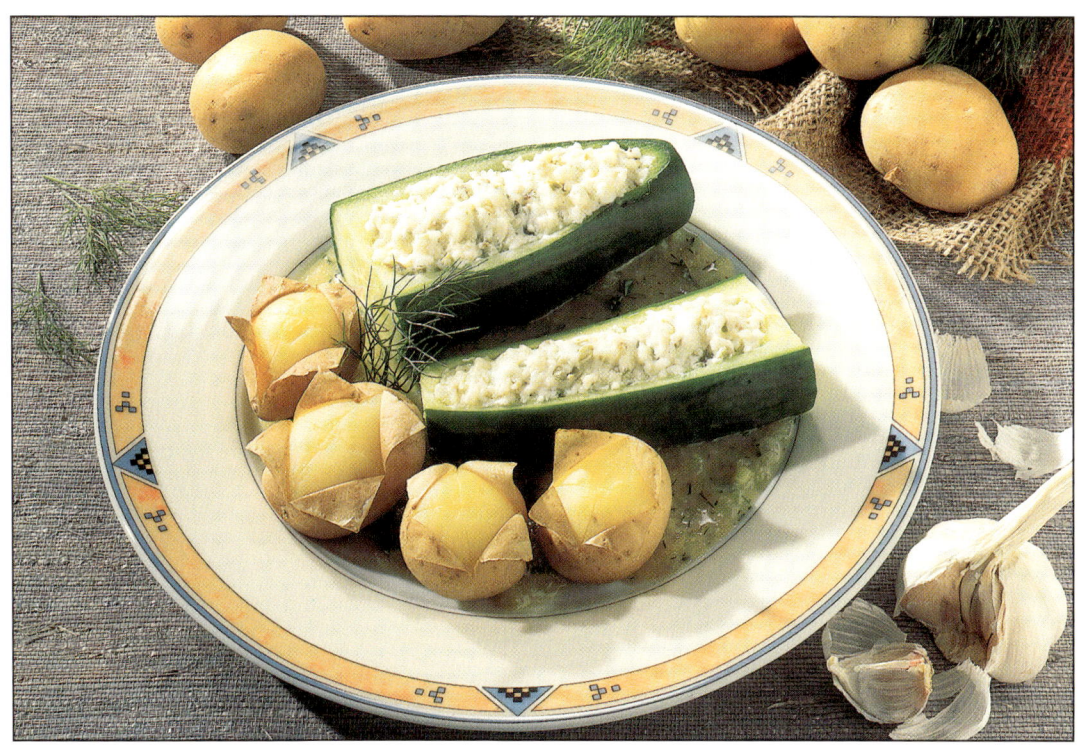

GEFÜLLTE SALATGURKE AUS DER PFANNE

Zubereitungszeit: ca. 35 Min.

Zutaten für 1 Portion:

1 kleine Salatgurke
5 grüne Oliven ohne Stein
1 Knoblauchzehe
75 g Ziegenfrischkäse
200 g kleine Kartoffeln
1 Zwiebel
1 EL kaltgepreßtes Olivenöl
$^1/_2$ EL feines Dinkelschrot
100 ml vegetarische Gemüsebrühe (aus Instantpulver hergestellt)
1 El feingeschnittener Dill

Zubereitung:

1. Die Gurke waschen, quer halbieren und der Länge nach jeweils eine etwa 1 cm dicke Scheibe abschneiden. Die Gurke nun aushöhlen, d. h. die Kerne mit einem Löffel herauskratzen. Den „Deckel" schälen und kleinwürfeln.

2. Die Oliven fein hacken. Den Knoblauch schälen und durch die Presse drücken. Den Ziegenkäse mit den Oliven und dem Knoblauch verrühren. Die ausgehöhlten Gurkenhälften mit der Käsecreme füllen.

3. Nun die Kartoffeln in der Schale gar kochen.

4. In der Zwischenzeit die Zwiebel schälen und fein würfeln. Das Öl in einer Pfanne erhitzen und die Zwiebel darin glasig dünsten. Das Schrot darunterrühren.

5. Nun das ausgehöhlte Gurkenfruchtfleisch und die Gurkenstückchen dazugeben. Die Brühe unter Rühren angießen und alles aufkochen lassen.

6. Die gefüllten Gurken in die Pfanne setzen und bei schwacher Hitze zugedeckt etwa 15 Minuten garen.

7. Kurz vor dem Servieren den Dill hinzufügen und die Gurken mit der Sauce zu den Pellkartoffeln reichen.
ca. 460 kcal

Tip:

Wenn Sie gleich die doppelte Menge Pellkartoffeln kochen, können Sie mit der zweiten Hälfte das Rezept »Bunter Kartoffelsalat« (S. 102) zubereiten. So sparen Sie viel Zeit.

GEMÜSE-PILZ-PFANNE

Zubereitungszeit: ca. 40 Min.

Zutaten für 1 Portion:

3 kleine Möhren
1 Zucchini
125 g Austernpilze
100 g Zuckererbsen (Kaiserschoten)
1 EL Butter
1½ TL vegetarische Gemüsebrühe (Instantpulver)
1 TL Currypulver
4 EL süße Sahne, 1 Eigelb
2 EL Hirseflocken
3 EL gemischte, gehackte Kräuter (z. B. Petersilie, Liebstöckel, Majoran)

Zubereitung:

1. Die Möhren schälen und in dünne Scheiben schneiden. Die Zucchini und die Austernpilze, wenn nötig, putzen.
2. Die Zucchini in Scheiben schneiden und die Austern-pilze in grobe Stücke teilen. Die Zuckererbsen putzen und waschen.
3. Die Butter in einer Pfanne zerlassen und die Möhren-scheiben darin bei mittlerer Hitze andünsten. Das vor-bereitete Gemüse und die Pilze dazugeben und alles 8 bis 10 Minuten dünsten.
4. Das Ganze nun mit Instant-brühe und Curry abschmecken. Die Sahne mit 8 Eßlöffeln Wasser, dem Eigelb und den Hirseflocken verquirlen. Die Sahnesauce in das Gemüse rühren, alles kurz aufkochen lassen und mit den Kräutern bestreuen.
ca. 535 kcal
(auf dem Foto: oben)

MANGOLDRÖLLCHEN MIT KRÄUTERSAUCE

Zubereitungszeit: ca. 45 Min.

Zutaten für 1 Portion:
Für die Mangoldröllchen:

100 ml vegetarische Gemüsebrühe (hergestellt aus Instantpulver)
40 g grobes Weizenschrot (ca. 4 EL)
1 Zwiebel
1 kleine Möhre
1 Knoblauchzehe
30 g Butterkäse, mind. 60% Fett i. Tr.
1 EL kaltgepreßtes Olivenöl
1 EL feine Haferflocken
abgeriebene Schale von ½ unbehandelten Zitrone
ca. 3 große Mangoldblätter

Für die Sauce:

4 EL süße Sahne
ca. 2 TL feines Vollkornmehl
2 EL gehackte Petersilie
2 EL feingeschnittener Dill
2 EL Schnittlauchröllchen
etwas Kräutersalz

Zubereitung:

1. Die Brühe aufkochen und das Weizenschrot hinein-streuen. Das Schrot auf der abgeschalteten Herdplatte zugedeckt etwa 15 Minuten ausquellen lassen. Zwi-schendurch umrühren und eventuell noch 1 bis 2 Eßlöffel Schrot hinzufügen.
2. Inzwischen die Zwiebel schälen und fein würfeln. Die Möhre putzen, schälen und grob raspeln. Den Knoblauch schälen und durch die Presse drücken. Den Käse in kleine Würfel schneiden.

3. Das Öl in einer Pfanne erhit-zen. Zwiebel, Knoblauch und Möhrenraspel darin ungefähr 3 Minuten dünsten. Diese Mischung sowie die Hafer-flocken, die Zitronenschale und den Käse zum gequollenen Weizenschrot geben und alles gut mischen.
4. Die Mangoldblätter putzen, waschen und der Länge nach halbieren. Die weißen Strünke entfernen. Etwa 200 ml Wasser zum Kochen bringen.
5. Jeweils 1 Eßlöffel der Ge-treidemischung auf ein halbier-tes Mangoldblatt geben. Die Blattseiten nach innen schlagen und das Mangoldblatt wie eine Roulade zusammenrollen, so daß die Füllung vollständig umschlossen ist.
Die Röllchen mit Küchengarn zusammenbinden und im Was-ser etwa 5 Minuten dünsten.
6. Die Mangoldröllchen aus dem Wasser nehmen und warm stellen. Die Sahne in das Kochwasser einrühren. Das Mehl mit etwas Wasser ver-rühren, unter Rühren in die Sauce geben und aufkochen lassen. Petersilie, Dill und Schnittlauch hinzufügen und die Sauce mit Kräutersalz abschmecken. Die Mangold-röllchen vor dem Servieren noch einige Minuten in der Sauce ziehen lassen.
ca. 460 kcal
(auf dem Foto: unten)

Tip:

Die Stiele des Mangolds, die für dieses Gericht nicht benötigt werden, können Sie für das Rezept »Mangold-Hackfleisch-Gratin« (S. 58) verwenden.

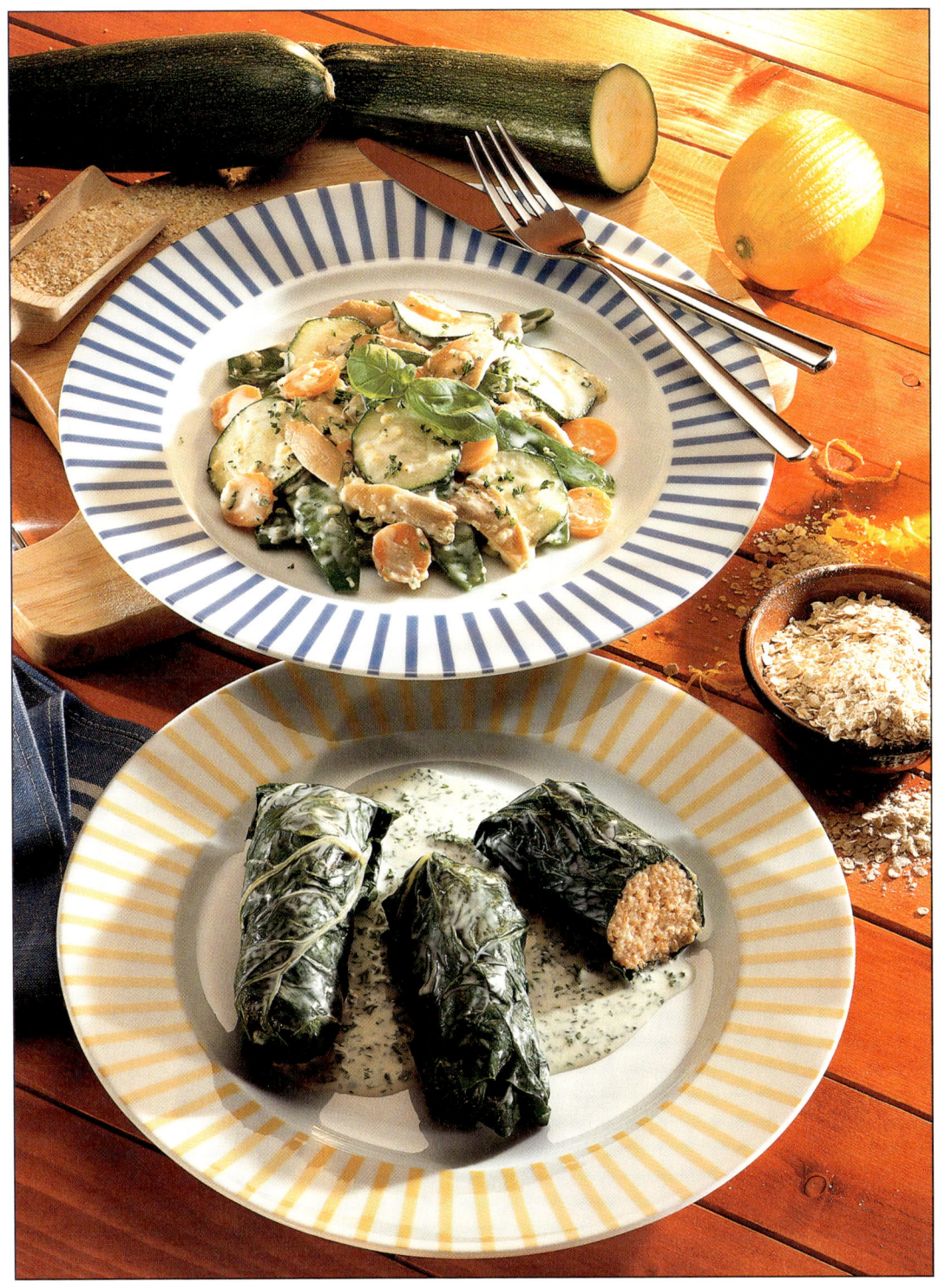

GEFÜLLTE ZUCCHINI AUS DEM OFEN

Zubereitungszeit: ca. 45 Min.

Zutaten für 1 Portion:

1/2 TL Meersalz
1 Zucchini (ca. 250 g)
1 Zwiebel
1 EL kaltgepreßtes Olivenöl
125 g Lammhackfleisch
1 EL gehackte Petersilie
1 EL gehackter Kerbel
1 EL geriebener Parmesan
1 Eigelb
1/2 TL Kräutersalz
etwas Butter für die Form
1 Tomate
1 EL süße Sahne
1 Spritzer Tabasco

Zubereitung:

1. In einem Topf eine kleine Menge Salzwasser zum Kochen bringen.
2. Die Zucchini waschen, vom Stielansatz befreien und der Länge nach halbieren. Sie mit der Schnittfläche nach unten im Salzwasser etwa 5 Minuten bißfest dünsten.
3. Inzwischen die Zwiebel schälen und fein hacken. Das Öl in einer Pfanne erhitzen und Zwiebelwürfel sowie Hackfleisch darin unter Rühren krümelig braun anbraten.
4. Den Backofen auf 200 °C vorheizen. Die Zucchinihälften aus dem Wasser nehmen und mit einem Teelöffel bis auf einen 1/2 cm breiten Rand sorgfältig aushöhlen.
5. Das Fruchtfleisch kleinschneiden und zusammen mit Petersilie, Kerbel, Parmesan, Eigelb und Kräutersalz mischen.

6. Eine flache Auflaufform (etwa 25 cm lang) dünn mit Butter ausfetten. Die Zucchinihälften nebeneinander hineinlegen. Die Hälften mit Hackfleischmischung füllen. Falls noch Füllung übrig ist, diese neben den Zucchinihälften verteilen.
7. Die Tomate über Kreuz einritzen, für etwa 15 Sekunden in kochendes Wasser tauchen, abschrecken und enthäuten. Sie dann halbieren, entkernen und vom Stielansatz befreien. Das Fruchtfleisch in Würfel schneiden und diese auf der Füllung verteilen. Die Sahne mit dem Tabasco mischen und auf den Tomaten verteilen. Alles im Ofen auf der mittleren Schiene etwa 20 Minuten backen.
ca. 490 kcal
(auf dem Foto oben)

MANGOLD-HACKFLEISCH-GRATIN

Zubereitungszeit: ca. 45 Min.

Zutaten für 1 Portion:

1 kleine Zwiebel
100 g Rinderhackfleisch
1/2 EL ungehärtetes Kokosfett (aus dem Reformhaus)
1/2 TL Kräutersalz
1/2 TL mildes Paprikapulver
250 g Mangoldstiele (ohne Blattgrün)
1 kleine Tomate
1 EL Schnittlauchröllchen
2 EL Schmand (saure Sahne extra)
2 EL geriebener mittelalter Gouda, 45% Fett i. Tr.

Zubereitung:

1. Den Backofen auf 200 °C vorheizen. Die Zwiebel schälen und fein würfeln. Das Fett in einer Pfanne erhitzen und Hackfleisch sowie Zwiebelwürfel darin unter Rühren krümelig braun anbraten. Das Ganze mit Kräutersalz und Paprikapulver würzen.
2. Die Mangoldstiele putzen, waschen und in feine Streifen schneiden. Sie in etwas Wasser 7 bis 8 Minuten dünsten.
3. Inzwischen die Tomate über Kreuz einritzen, für etwa 15 Sekunden in kochendes Wasser tauchen, abschrecken, enthäuten und vom Stielansatz befreien. Die Tomate dann quer zum Stielansatz in Scheiben schneiden.
4. Schnittlauch und Schmand zum gegarten Mangold geben, umrühren und alles mit Kräutersalz würzen.
5. Den Mangold in eine flache Auflaufform (20 cm Ø) geben und das Hackfleisch darauf verteilen. Die Tomatenscheiben darauf legen. Das Ganze mit Käse bestreuen und im Ofen auf der mittleren Schiene etwa 20 Minuten überbacken.
ca. 450 kcal
(auf dem Foto unten)

Tips:

• Die grünen Blätter des Mangolds, die für dieses Gericht nicht benötigt werden, können Sie für das Rezept »Mangoldröllchen mit Kräutersauce« (S. 56) verwenden.

• Bereiten Sie die doppelte Menge Gratin zu, dann können Sie es für eine andere Mahlzeit ganz einfach wieder aufwärmen.

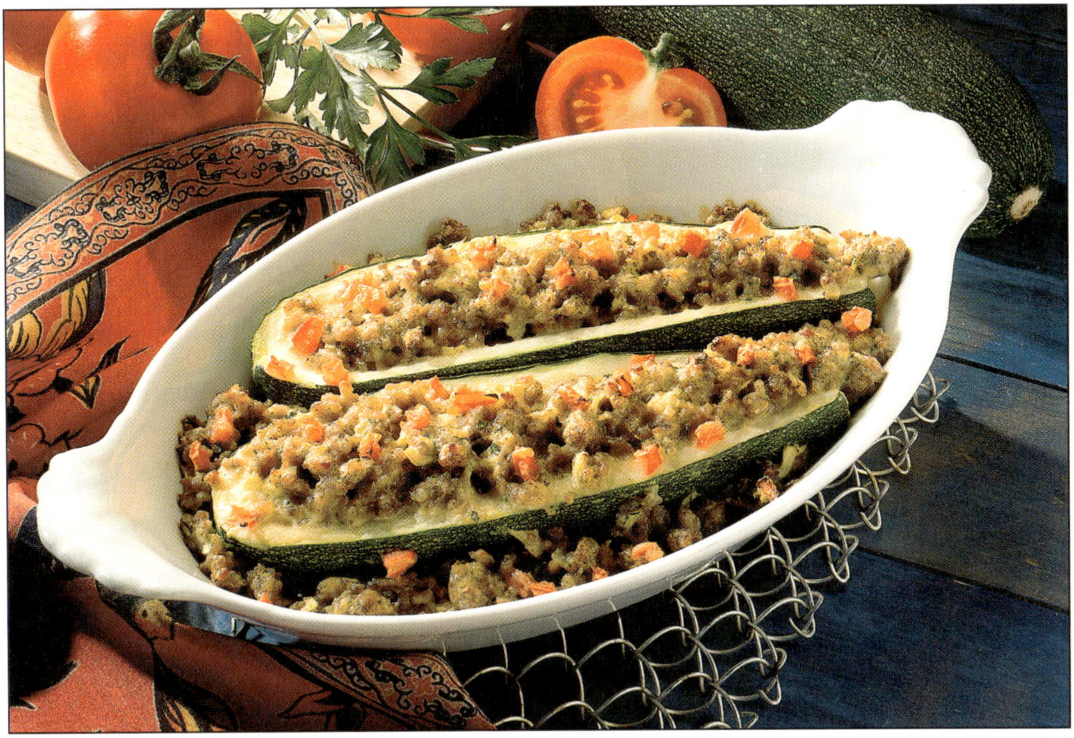

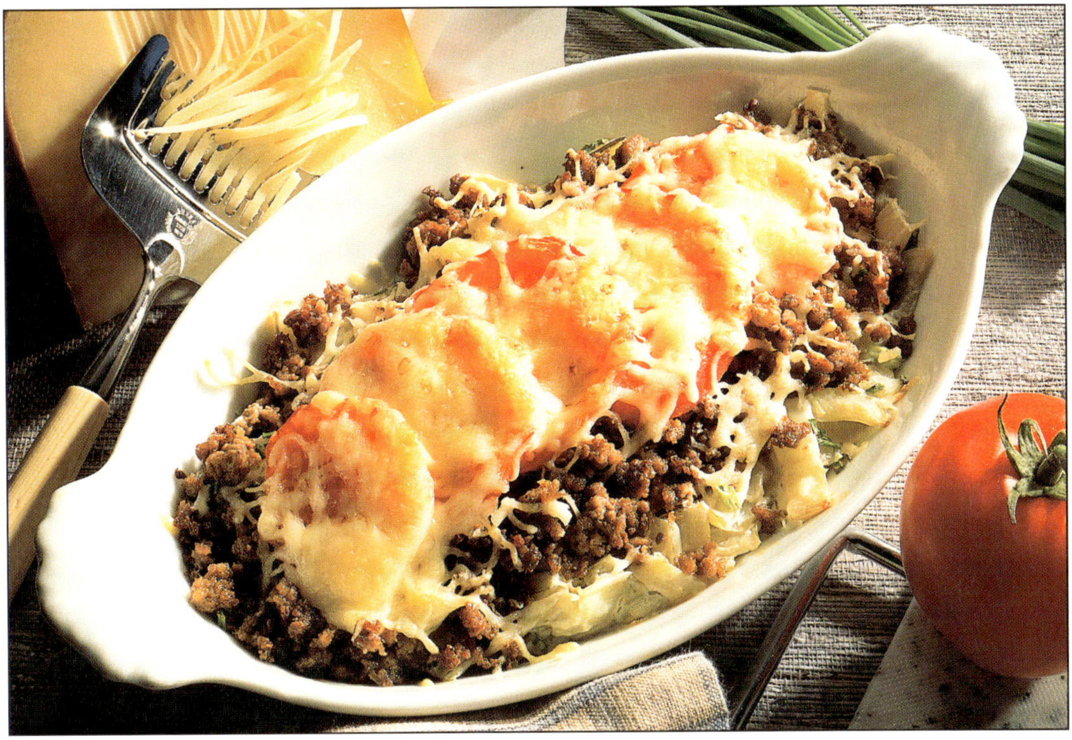

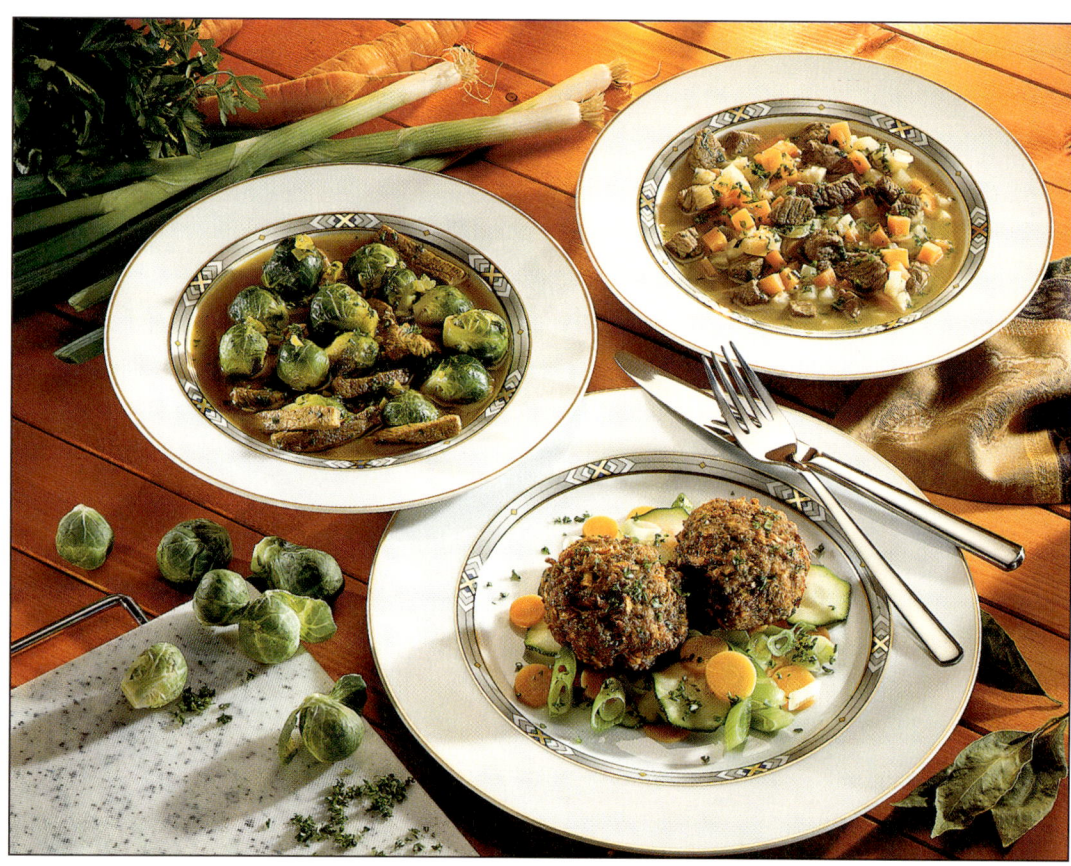

FRIKADELLEN
MIT GEMÜSE

Zubereitungszeit: ca. 40 Min.

Zutaten für 1 Portion:

Für die Frikadellen:

1 Möhre
1 Zwiebel
150 g Rinderhackfleisch
1 Eigelb
1 TL Kräutersalz
2 EL feingehackte Kräuter (Petersilie, Thymian, Majoran)
2 TL ungehärtetes Pflanzenfett (aus dem Reformhaus)

Für das Gemüse:

3 Frühlingszwiebeln
3 Möhren
1 Zucchini
1 EL Butter
1TL vegetarische Gemüsebrühe (Instantpulver)

Außerdem:

1 EL gehackte Petersilie

Zubereitung:
1. Die Möhre schälen und fein reiben. Die Zwiebel schälen und sehr fein würfeln.

2. Das Hackfleisch in eine Schüssel geben und mit Eigelb, Kräutersalz, Zwiebelwürfeln, Möhrenraspeln und Kräutern mischen. Diese Masse einige Minuten durchziehen lassen.
3. Inzwischen das Gemüse vorbereiten. Die Frühlingszwiebeln in Ringe schneiden. Die Möhren schälen und in Scheiben schneiden. Die Zucchini waschen und in Scheiben hobeln.
4. Das Gemüse in der zerlassenen Butter andünsten. Etwa 5 Eßlöffel Wasser dazugeben und alles mit der Instantbrühe abschmecken. Das Gemüse anschließend 10 bis 15 Minuten dünsten.

5. Inzwischen aus dem Fleischteig 2 Frikadellen formen. Das Fett in einer Pfanne erhitzen und die Frikadellen darin auf beiden Seiten braun und knusprig braten.

6. Das Gemüse zusammen mit den Frikadellen anrichten und alles mit Petersilie bestreuen.
ca. 520 kcal
(auf dem Foto: unten)

ROSENKOHL-RINDFLEISCH-PFANNE

Zubereitungszeit: ca. 35 Min.

Zutaten für 1 Portion:

200 g Rosenkohl
1 Zwiebel
150 g Rumpsteak
1 Knoblauchzehe
¹/₂ EL ungehärtetes Kokosfett (aus dem Reformhaus)
etwas Meersalz
¹/₂ TL Kurkumapulver (Gelbwurz)
¹/₂ TL Cayennepfeffer
¹/₂ TL gemahlener Koriander
125 ml vegetarische Gemüsebrühe
etwas Kräutersalz
¹/₂ EL Zitronensaft
evtl. etwas gehacktes Koriandergrün

Zubereitung:

1. Den Rosenkohl putzen, waschen und halbieren. Die Zwiebel schälen und fein würfeln. Das Rindfleisch in Streifen schneiden. Den Knoblauch schälen und durch die Presse drücken.

2. Das Fett in einer großen Pfanne erhitzen und die Fleischstreifen darin rundherum braun anbraten. Sie dann herausnehmen und salzen.

3. Die Zwiebeln und den Knoblauch ins Bratfett geben und darin glasig dünsten. Den Rosenkohl dazugeben und andünsten. Das Gemüse mit Kurkuma, Cayennepfeffer sowie Koriander würzen und die Brühe dazugießen. Alles einmal aufkochen lassen und den Rosenkohl in etwa 12 Minuten bißfest dünsten.

4. Nun die gebratenen Fleischstreifen dazugeben und alles mit Kräutersalz sowie Zitronensaft abschmecken. Das Gericht eventuell mit Koriandergrün bestreuen.
ca. 360 kcal
(auf dem Foto: oben links)

GEMÜSEEINTOPF MIT RINDFLEISCH

Zubereitungszeit: ca. 1¹/₂ Std.

Zutaten für 2 Portionen:

350 g mageres Rindfleisch
1¹/₂ EL ungehärtetes Pflanzenfett (aus dem Reformhaus)
1 EL edelsüßes Paprikapulver
1 Msp. Cayennepfeffer
1 Lorbeerblatt
1 TL Kümmel
1 TL Kräutersalz
¹/₂ l vegetarische Gemüsebrühe (hergestellt aus Instantpulver)
1–2 Stangen Lauch (ca. 250 g)
1 Zwiebel, 350 g Möhren
200 g Knollensellerie
2 EL gehackte Petersilie

Zubereitung:

1. Das Fleisch würfeln. Das Kokosfett in einem Bräter erhitzen und das Fleisch unter Wenden darin anbraten. Paprikapulver, Cayennepfeffer, Lorbeerblatt, Kümmel und Kräutersalz dazugeben.

2. Das Fleisch mit der Gemüsebrühe ablöschen und zugedeckt etwa 70 Minuten bei schwacher Hitze köcheln lassen.

3. In der Zwischenzeit den Lauch putzen, waschen und in Ringe schneiden. Zwiebel, Möhren und Sellerie schälen und kleinwürfeln.

4. Das Gemüse nach Ende der Garzeit zum Fleisch geben und den Eintopf zugedeckt 20 Minuten köcheln lassen.

5. Vor dem Servieren das Lorbeerblatt entfernen und den Eintopf mit Petersilie bestreuen.
ca. 480 kcal
(auf dem Foto: oben rechts)

Tip:

Wenn Sie nur 1 Portion dieses Gerichts benötigen, kochen Sie den Eintopf dennoch mit den hier angegebenen Zutatenmengen. Fleisch und Gemüse entfalten so besser ihren Geschmack. Den restlichen Eintopf können Sie einfrieren und an einem anderen Tag essen.

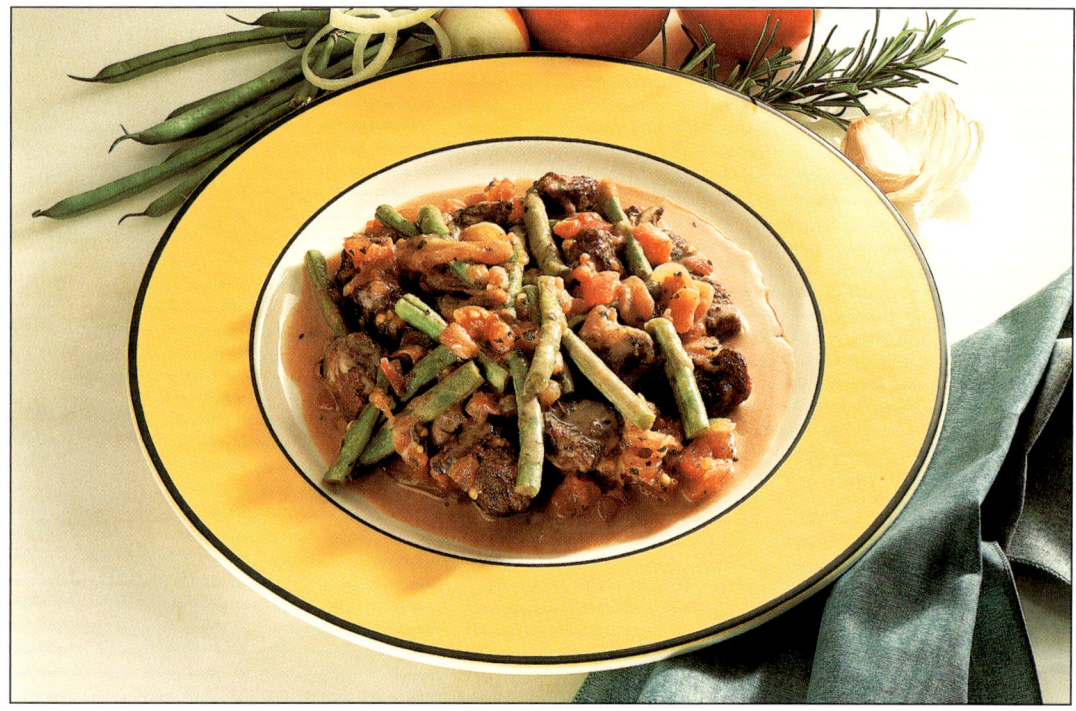

DEFTIGER BOHNEN-GULASCH

Zubereitungszeit: ca. 1 1/2 Std.

Zutaten für 1 Portion:

150 g magerer Rinderbraten
1 große Zwiebel
1 EL ungehärtetes Pflanzenfett (aus dem Reformhaus)
1/8 l Rotwein
250 g grüne Bohnen
3 Tomaten
1 Knoblauchzehe
1 TL vegetarische Gemüsebrühe (Instantpulver)
1/2 TL Kräutersalz
1/2 TL getrockneter Oregano
1/2 TL getrockneter Rosmarin
1 Msp. Cayennepfeffer
2 EL saure Sahne

Zubereitung:

1. Das Fleisch in kleine Würfel schneiden. Die Zwiebel schälen und in Ringe schneiden.
2. Das Fett in einem kleinen Bräter erhitzen und die Fleischwürfel darin rundherum anbraten. Die Zwiebelringe dazugeben und ebenfalls anbraten. Den Rotwein angießen und das Fleisch zugedeckt bei schwacher Hitze etwa 15 Minuten schmoren lassen.
3. Inzwischen die Bohnen waschen, putzen, wenn nötig abfädeln, und in etwa 3 cm lange Stücke schneiden.
4. Die Tomaten kreuzweise einritzen, für etwa 15 Sekunden in kochendes Wasser tauchen, enthäuten, von den Stielansätzen befreien und in kleine Würfel schneiden. Die Knoblauchzehe schälen.

5. Dann unter Rühren die Bohnen und die Tomatenstücke zum Fleisch geben. Die Knoblauchzehe in die Sauce geben. Alles mit Brühe, Kräutersalz, Oregano, Rosmarin und Cayennepfeffer abschmecken.
6. Das Gulasch zugedeckt etwa 1 Stunde leicht köcheln lassen. Bei Bedarf noch etwas Wasser hinzufügen. Zwischendurch ab und an umrühren. Vor dem Servieren die Knoblauchzehe entfernen und das Gulasch mit der Sahne verfeinern.
ca. 520 kcal

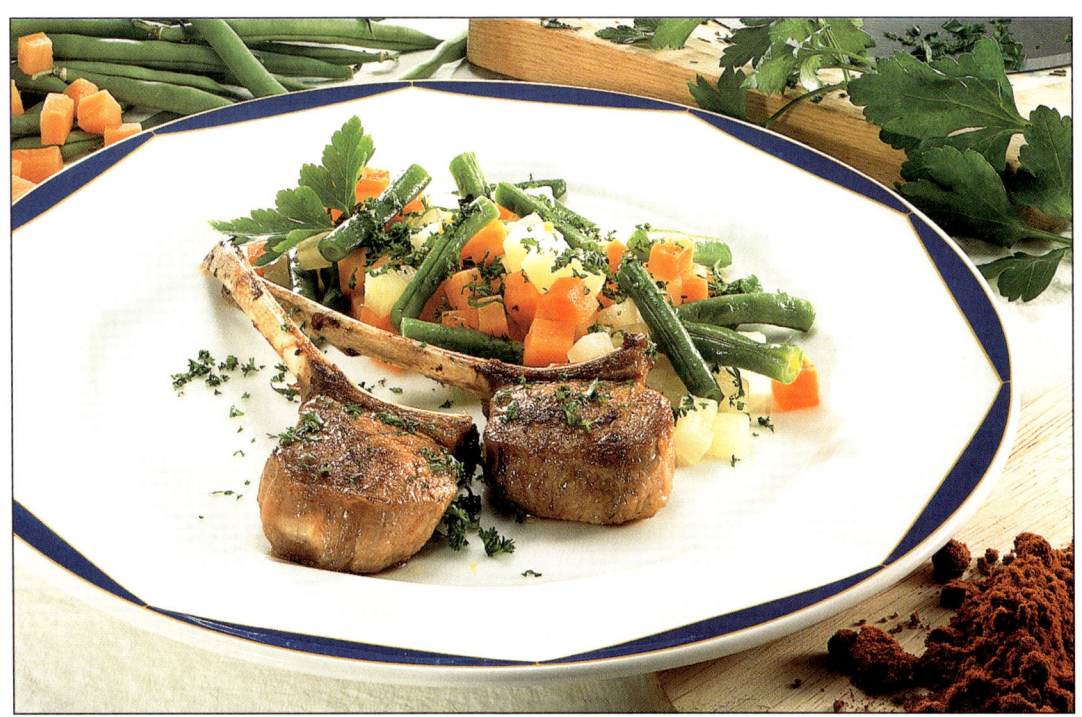

LAMMKOTELETTS
MIT JUNGEM GEMÜSE

Zubereitungszeit: ca. 40 Min.

Zutaten für 1 Portion:

Für das Gemüse:

150 g junge Möhren

$^{1}/_{2}$ junger Kohlrabi

125 g grüne Bohnen

1 TL Butter

1 TL vegetarische Gemüsebrühe
(Instantpulver)

1 Stengel Bohnenkraut

Für die Koteletts:

2 einfache Lammkoteletts

etwas Meersalz

$^{1}/_{2}$ TL Paprikapulver

1 EL ungehärtetes Kokosfett
(aus dem Reformhaus)

Außerdem:

1 EL gehackte Petersilie

Zubereitung:

1. Möhren und Kohlrabi schälen und kleinwürfeln.

2. Die Bohnen putzen, von Fäden befreien, waschen und in 3 cm lange Stücke brechen.

3. Die Butter in einem Topf zerlassen und unter Rühren das Gemüse darin andünsten. Etwa $^{1}/_{8}$ l Wasser dazugießen, alles mit der Brühe und dem Bohnenkraut abschmecken.

4. Den Topf schließen und das Gemüse etwa $^{1}/_{4}$ Stunde bei schwacher Hitze garen.

5. In der Zwischenzeit die Koteletts kurz abwaschen, trockentupfen, mit einem Löffel flachstreichen und mit Salz sowie Paprikapulver von beiden Seiten würzen.

6. Das Fett in einer Pfanne erhitzen und die Koteletts auf jeder Seite etwa 4 Minuten braten. Sie danach zusammen mit dem Gemüse anrichten und alles mit der Petersilie bestreuen.
ca. 500 kcal

Tip:

Den Rest der Kohlrabiknolle können Sie für das Rezept „Eier in knackiger Quarksauce" (S. 88) verwenden.

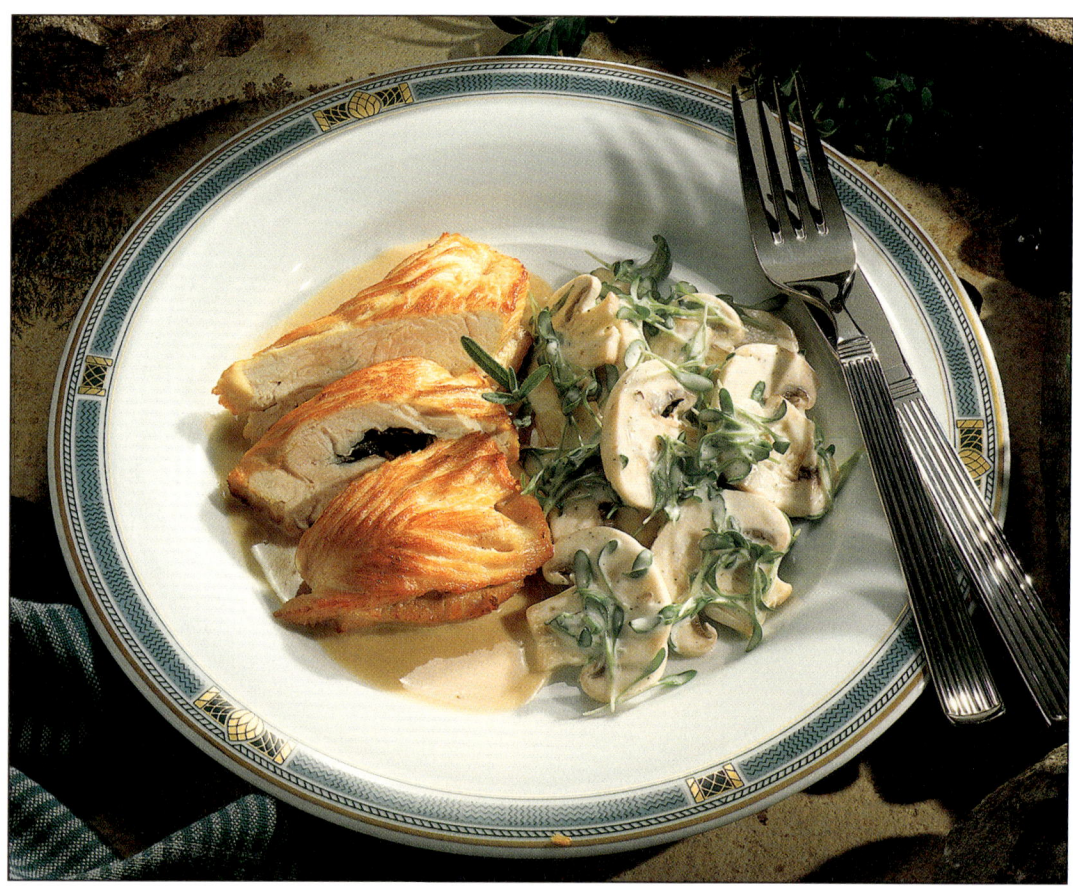

OLIVENSCHNITZEL MIT CHAMPIGNON-KRESSE-SALAT

Zubereitungszeit: ca. 30 Min.

Zutaten für 1 Portion:

Für die Schnitzel:

5 schwarze Oliven
1 TL gehackter Rosmarin
1 dünnes Putenschnitzel (ca. 150 g)
1 EL kaltgepreßtes Olivenöl
1 EL süße Sahne
1 EL Wasser

Für den Salat:

150 g Champignons
1 EL Zitronensaft
1 EL Wasser
etwas Kräutersalz
1 EL kaltgepreßtes Distelöl
2 EL Kresseblättchen

Zubereitung:

1. Die Oliven entsteinen, fein hacken und mit dem Rosmarin vermengen. Diese Mischung auf dem Schnitzel verteilen. Das Schnitzel dann zusammenklappen und mit einem Holzspießchen fixieren.

2. Das Öl in einer Pfanne erhitzen und das Fleisch auf beiden Seiten darin braun anbraten. Dann zugedeckt bei schwacher Hitze etwa 15 Minuten weiterbraten. Zwischendurch ab und zu wenden.

3. Inzwischen die Champignons putzen, kurz waschen oder vorsichtig abreiben und in sehr dünne Scheiben schneiden. Den Zitronensaft mit 1 Eßlöffel Wasser und dem Kräutersalz verrühren und das Öl darunterschlagen. Die Champignons mit der Sauce und den Kresseblättchen mischen.

4. Die Schnitzel aus der Pfanne nehmen und die Sahne sowie 1 Eßlöffel Wasser in den Bratfond einrühren. Die Sauce einmal aufkochen lassen. Die Schnitzel zusammen mit der Sauce und dem Champignon-Kresse-Salat servieren.

ca. 440 kcal

(auf dem Foto)

ENTENBRUST MIT ORANGEN-FENCHEL-GEMÜSE

Zubereitungszeit: ca. 1$\frac{1}{4}$ Std.

Zutaten für 2 Portionen:

Für die Entenbrust:

2 Entenbrustfilets mit Haut
etwas Meersalz

Für die Marinade:

Saft von 1 Orange
1 EL kaltgepreßtes Sonnenblumenöl
1 EL Worcestershiresauce
je $\frac{1}{2}$ TL Piment- und Gewürznelkenpulver
1 TL Meersalz, 2 EL Sherry

Für das Gemüse:

3 Orangen
2 mittelgroße Fenchelknollen
1$\frac{1}{2}$ EL Butter
3 EL süße Sahne

Für die Sauce:

1 Schuß Sherry
2 EL Crème fraîche

Zubereitung:

1. Den Backofen auf 180°C vorheizen. Die Entenbrustfilets kurz abwaschen, trockentupfen und mit etwas Salz einreiben.

2. In eine Fettpfanne $\frac{1}{4}$ l Wasser geben und die Brustfilets mit der Hautseite nach oben hineinlegen.

3. Die Pfanne auf der mittleren Schiene in den Ofen schieben und die Entenbrust ungefähr 40 Minuten braten.

4. Die Zutaten für die Marinade miteinander verrühren und die Filets damit während des Bratens öfter einpinseln. Die restliche Marinade für später beiseite stellen.

5. In der Zwischenzeit von den Orangen die gesamte Schale so abschneiden, daß auch die weiße Haut entfernt wird. Die Filets zwischen den Trennhäuten herausschneiden und die verbleibenden Fruchtreste mit der Hand auspressen. Dabei den Saft auffangen.

6. Die Fenchelknollen putzen, waschen und das Fenchelgrün abschneiden. Die Knollen halbieren und längs in dünne Streifen schneiden. Das Fenchelgrün hacken und beiseite stellen.

7. Die Butter in einem Topf zerlassen und die Fenchelstreifen darin dünsten. Dann den Orangensaft mit Wasser auf 150 ml auffüllen und angießen. Das Gemüse 15 bis 20 Minuten bei schwacher Hitze garen.

8. Die Entenbrustfilets aus der Pfanne nehmen und warm stellen. Vom Bratfond mit einem Löffel das Fett abnehmen und den Fond in einen Topf gießen.

9. Die restliche Marinade in den Bratfond rühren und alles mit einem Schuß Sherry abschmecken. Die Sauce mit der Crème fraîche leicht binden und warm halten.

10. Die Sahne unter das Fenchelgemüse rühren und die Orangenfilets dazugeben. Alles mit dem Fenchelgrün bestreuen.

11. Die Brustfilets in dünne Scheiben schneiden und mit der Orangensauce sowie dem Gemüse servieren.

ca. 360 kcal

Tips:

• Mit diesem edlen Gericht können Sie auch Ihre Gäste verwöhnen. Für die Gäste kann es bei Bedarf durch eine Beilage, z.B. Reis oder Kartoffeln, ergänzt werden.

• Wenn Sie alleine essen, können Sie das zweite Entenbrustfilet zusammen mit dem Bratfond einfrieren.

Variation:

Statt Ente können Sie auch Puten- oder Hähnchenbrustfilets verwenden. Die Garzeiten sind dann etwas kürzer.

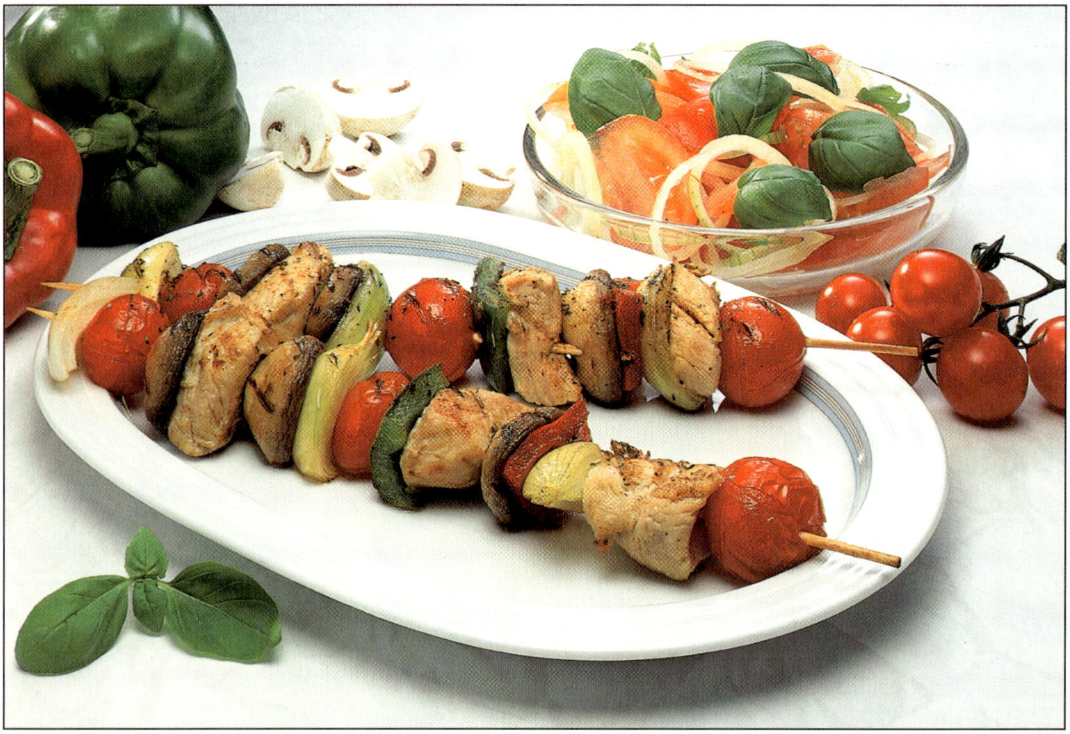

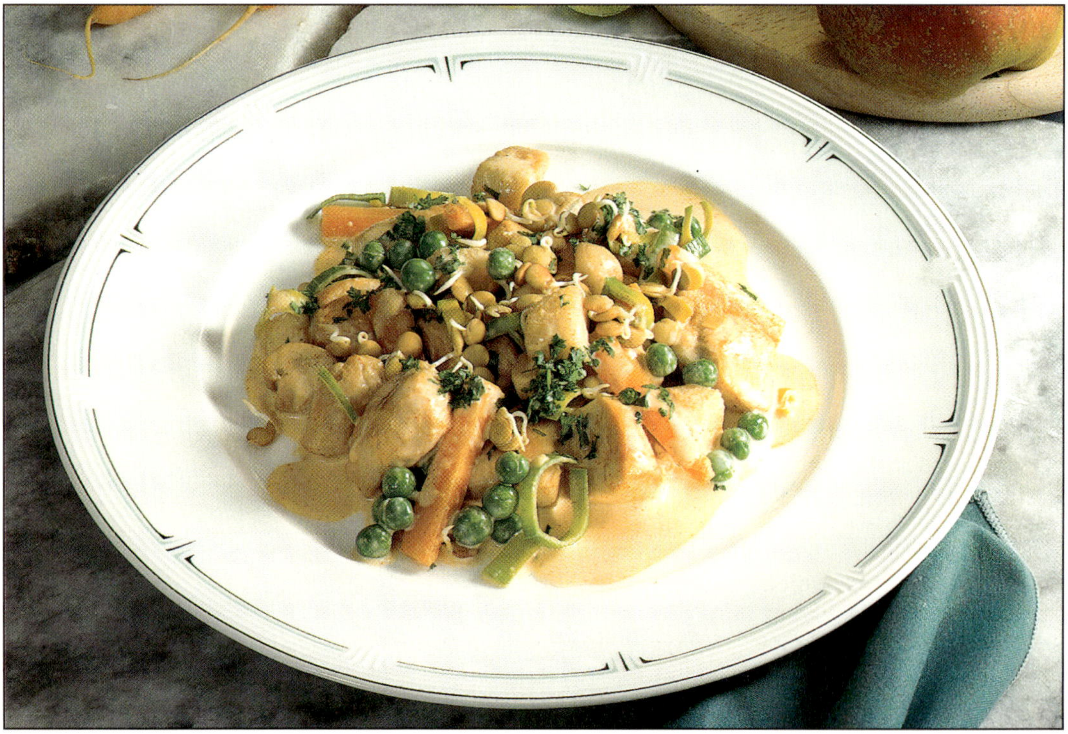

PUTENSPIESSE MIT TOMATENSALAT

Zubereitungszeit: ca. 55 Min.

Zutaten für 1 Portion:
Für den Salat:

250 g Fleischtomaten
1 Zwiebel
1 TL Kräutersalz
1 TL Sonnenblumenöl
1 Zweig Basilikum

Für die Spieße:

$1/2$ rote Paprikaschote
$1/2$ grüne Paprikaschote
2 Zwiebeln, 6 Kirschtomaten
6 kleine Champignons
175 g Putenbrustfleisch
2 EL Zitronensaft
2 EL Sonnenblumenöl
1 TL gehackter Thymian
$1/2$ TL Meersalz
$1/2$ TL Paprikapulver edelsüß
1 Knoblauchzehe

Zubereitung:
1. Für den Salat die Tomaten waschen und von den Stielansätzen befreien. Sie dann in schmale Spalten schneiden.
2. Die Zwiebeln schälen, in dünne Ringe schneiden und mit den Tomaten mischen.
3. Den Salat mit Kräutersalz würzen, mit Sonnenblumenöl beträufeln und mit den Basilikumblättern garnieren.
4. Für die Spieße die Paprikaschoten waschen, putzen und entkernen. Dann in grobe Stücke schneiden.
5. Die Zwiebeln schälen und vierteln. Die Tomaten waschen und die Stielansätze herausschneiden.
6. Die Champignons putzen, kurz waschen oder vorsichtig abreiben und die Stiele herausdrehen.
7. Das Fleisch in 2 cm dicke Würfel schneiden.
8. Fleisch und Gemüse in bunter Reihenfolge auf 2 Spieße stecken und mit Zitronensaft beträufeln.
9. Aus Sonnenblumenöl, Thymian, Salz und Paprikapulver eine Marinade rühren und die geschälte Knoblauchzehe dazupressen.
10. Die Spieße rundherum mit der Marinade einpinseln. In einer Grillpfanne oder unter dem Grill 20 bis 25 Minuten grillen. Zwischendurch wenden und erneut mit der Marinade bestreichen.
ca. 510 kcal
(auf dem Foto oben)

HÄHNCHEN-GEMÜSE-GULASCH

Zubereitungszeit: ca. 50 Min.

Zutaten für 1 Portion:

50 g grüne Erbsen (ersatzweise TK-Ware)
1 dünne Stange Lauch
1 Möhre
100 g kleine Champignons
$1/2$ säuerlicher Apfel (z.B. Boskop)
150 g Hähnchenbrustfilet
1 EL kaltgepreßtes Sonnenblumenöl
1 TL Kräutersalz
1 TL rosenscharfes Paprikapulver
2 EL süße Sahne
50 g frische, gut gewaschene Linsenkeimlinge
1 TL fein gehackter Kerbel

Zubereitung:
1. Das Gemüse und die Pilze putzen, waschen bzw. schälen. Den Lauch in schmale Ringe schneiden. Die Möhre der Länge nach vierteln und quer in etwa 4 cm lange Stifte schneiden. Die Champignons halbieren.
2. Den Apfel schälen, vierteln, entkernen und die Viertel grob würfeln.
3. Das Hähnchenfleisch in etwa $2^1/2$ cm dicke Würfel schneiden. Das Öl in einer Pfanne erhitzen und das Fleisch darin von allen Seiten kräftig anbraten.
4. Vorbereitetes Gemüse und Apfelwürfel hinzufügen und alles unter Rühren ungefähr 10 Minuten schmoren lassen. Das Ganze mit Salz und Paprikapulver abschmecken.
5. Die Sahne zusammen mit etwa 3 EL Wasser mischen und zum Gulasch gießen. Den Topf schließen und das Hähnchen-Gemüse-Gulasch bei geringer Hitze weitere 10 Minuten köcheln lassen. Anschließend die Keimlinge sowie den Kerbel darauf streuen.
ca. 460 kcal
(auf dem Foto unten)

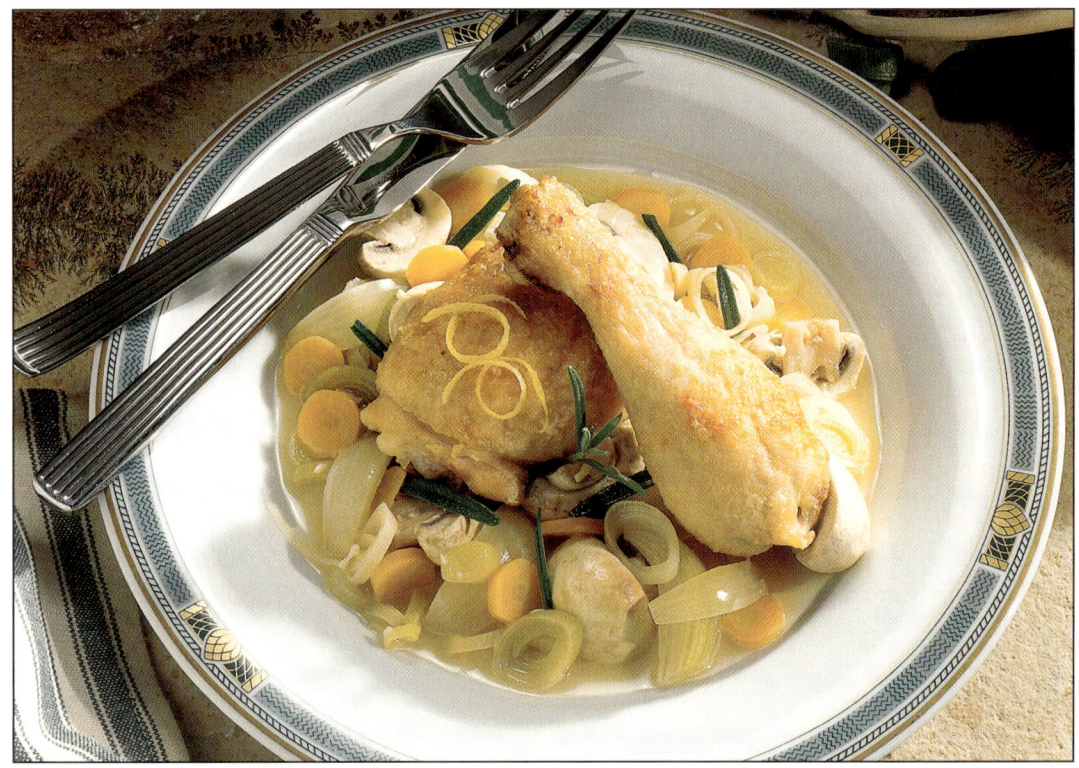

COQ AU RIESLING

Zubereitungszeit: ca. 50 Min.

Zutaten für 1 Portion:

1 Hähnchenschenkel
1 große Möhre
75 g kleine Champignons
$^1/_2$ Stange Lauch
1 Zwiebel
1 Knoblauchzehe
1 EL kaltgepreßtes Olivenöl
100 ml Riesling
50 ml vegetarische Gemüsebrühe (hergestellt aus Instantpulver)
$^1/_2$ EL gehackter Rosmarin
abgeriebene Schale von $^1/_2$ unbehandelten Zitrone
etwas Kräutersalz

Zubereitung:
1. Den Hähnchenschenkel am Gelenk durchschneiden. Das Gemüse und die Pilze putzen, waschen bzw. schälen.
2. Die Möhre in dünne Scheiben schneiden. Den Lauch in feine Ringe schneiden. Die Champignons halbieren. Die Zwiebel schälen und achteln. Den Knoblauch schälen und durch die Presse drücken.

3. Das Öl in einem Topf erhitzen und die Hähnchenteile darin auf jeder Seite in etwa 2 Minuten braun anbraten.
4. Den Wein und die Brühe angießen und das vorbereitete Gemüse, die Champignons, Zwiebeln, Knoblauch, Rosmarin, Zitronenschale und Kräutersalz dazugeben. Alles einmal aufkochen lassen und zugedeckt bei schwacher Hitze ungefähr 30 Minuten schmoren lassen.
ca. 370 kcal

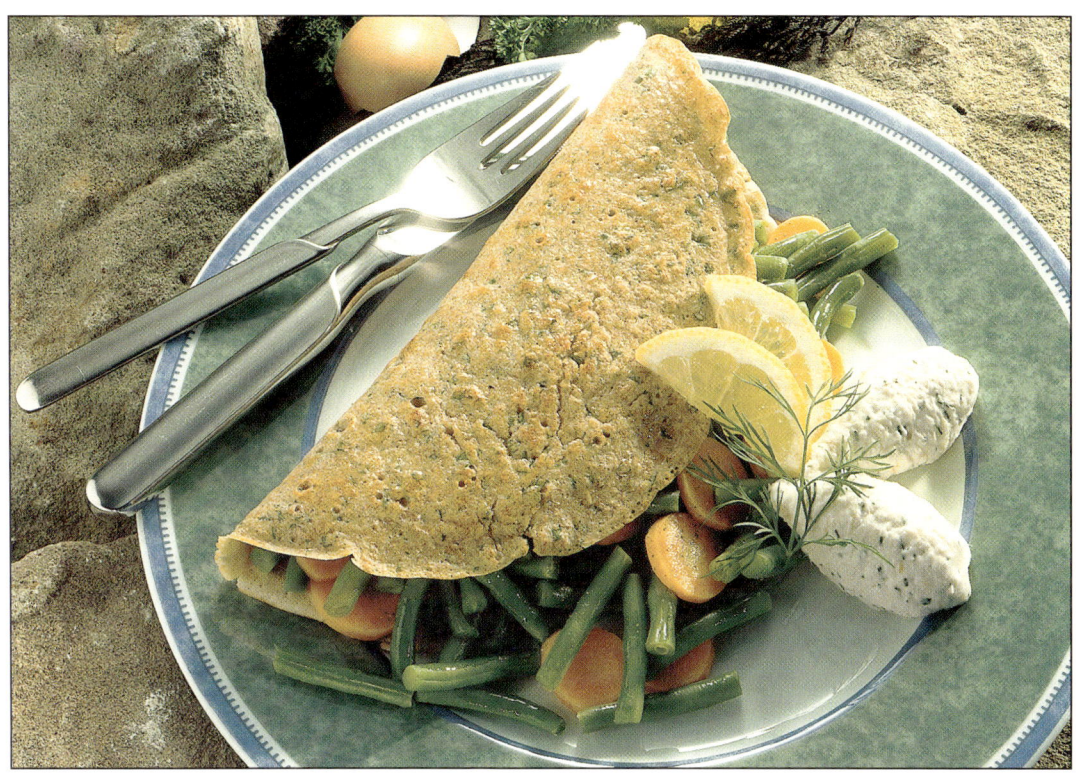

KRÄUTER-GEMÜSE-PFANNKUCHEN MIT FORELLENCREME

Zubereitungszeit: ca. 35 Min.

Zutaten für 2 Portionen:

Für die Pfannkuchen:

100 g Vollkornweizenmehl
1 TL Weinsteinbackpulver
175 ml Wasser
1 Eigelb
1/2 TL Kräutersalz
1 EL feingehackte Petersilie
1 EL Schnittlauchröllchen
200 g grüne Bohnen
2 große Möhren
2 EL kaltgepreßtes Olivenöl

Für die Forellencreme:

1 geräuchertes Forellenfilet ohne Haut
1 EL Speisequark, 20% Fett i. Tr.
1 EL süße Sahne
1 EL feingeschnittener Dill
1 TL abgeriebene Schale von 1 unbehandelten Zitrone

Zubereitung:

1. Das Mehl mit dem Backpulver mischen und mit dem Wasser, dem Eigelb und etwas Kräutersalz glattrühren. Die Petersilie und den Schnittlauch darunterrühren.

2. Das Forellenfilet mit einer Gabel fein zerdrücken und mit Quark, Sahne und Dill verrühren. Mit der Zitronenschale abschmecken.

3. Die Bohnen waschen und die Fäden abziehen. Die Bohnen dann in 3 cm lange Stücke schneiden. Die Möhren schälen und in Scheiben schneiden. Beides zusammen in etwas Wasser in etwa 10 Minuten bißfest dünsten.

4. Inzwischen das Öl in einer beschichteten Pfanne erhitzen. Aus dem Teig darin nacheinander 2 Pfannkuchen backen.

5. Das Gemüsewasser abgießen und das Gemüse mit dem restlichen Kräutersalz würzen. Die Pfannkuchen mit dem Gemüse füllen und zusammenklappen. Die Forellencreme dazu reichen.
ca. 440 kcal

RATATOUILLE MIT FISCH

Zubereitungszeit: ca. 40 Min.

Zutaten für 1 Portion:

100 g Aubergine
1 rote Paprikaschote
$1/_2$ Zucchini, 1 Zwiebel
1 EL kaltgepreßtes Olivenöl
3 Tomaten
nach Belieben 1 Knoblauchzehe
1 TL Kräuter der Provence
1 TL vegetarische Gemüsebrühe (Instantpulver)
250 g küchenfertiges Fischfilet (Seelachs oder Kabeljau)
2 EL süße Sahne
1 Schuß herber Weißwein
1 EL gehackte Petersilie

Zubereitung:

1. Die Aubergine, die Paprikaschoten, die Zucchini sowie die Zwiebeln waschen und putzen. Dann in gleich dicke Würfel schneiden. Das Gemüse nacheinander im Olivenöl bei mittlerer Hitze andünsten.
2. Die Tomaten waschen und von den Stielansätzen befreien. Das Fruchtfleisch mit dem Schneidstab pürieren. Das Tomatenpüree durch ein Sieb streichen und zum Gemüse geben. Nach Belieben die Knoblauchzehe durch die Presse dazudrücken.
3. Das Gemüse mit den Kräutern der Provence und der Gemüsebrühe abschmecken.
4. Das Fischfilet waschen, trockentupfen und in 6 gleich große Stücke schneiden. Diese zur Ratatouille geben. Vorsichtig umrühren und nun das Ganze im geschlossenen Topf 6 bis 8 Minuten köcheln lassen.

5. Zum Schluß die süße Sahne darunterziehen und das Gericht mit dem Wein abschmecken. Mit Petersilie bestreut servieren.
ca. 430 kcal
(auf dem Foto oben: unten)

SCHOLLE IN ORANGEN-SAHNE-SAUCE

Zubereitungszeit: ca. 20 Min.

Zutaten für 1 Portion:

250 g küchenfertige Schollenfilets
1 TL Kräutersalz
1 EL Butter
75 ml frischgepreßter Orangensaft
1 Msp. Cayennepfeffer
2 EL süße Sahne

Zubereitung:

1. Die Schollenfilets waschen, trockentupfen und mit dem Kräutersalz mild würzen.
2. Die Butter in einer Pfanne zerlassen und die Fischfilets auf beiden Seiten darin jeweils 4 bis 5 Minuten braten.
3. Den Orangensaft hinzufügen, alles mit dem Cayennepfeffer leicht scharf würzen und zuletzt die Sahne darunter rühren.
ca. 370 kcal
(auf dem Foto oben: oben)

Tip:

Essen Sie als Vorspeise zu diesem Gericht einen Salat, zum Beispiel den „Italienischen Salat" (S. 100) oder die „Möhrenrohkost" (S. 34).

PELLKARTOFFELN MIT LACHSCREME

Zubereitungszeit: ca. 30 Min.

Zutaten für 1 Portion:

200 g kleine festkochende Kartoffeln
50 g Räucherlachs
85 g Sahnedickmilch
50 g saure Sahne
$1/_2$ Salatgurke
evtl. $1/_2$ TL edelsüßes Paprikapulver
2 kleine Dillzweige

Zubereitung:

1. Die Kartoffeln gründlich waschen und mit der Schale in reichlich Wasser 18 bis 20 Minuten garen, dann abgießen und warm halten.
2. Während die Kartoffeln kochen, den Lachs in sehr feine Würfel schneiden oder mit einem Schneidstab pürieren.
3. Die Dickmilch zusammen mit der Sahne cremig rühren und den Lachs darunterziehen.
4. Die Salatgurke schälen und in etwa 1 cm dicke Scheiben schneiden. Die Gurkenscheiben zusammen mit den Kartoffeln und der Lachscreme auf Tellern anrichten.
5. Die Creme nach Belieben mit Paprikapulver bestäuben und mit dem gewaschenen Dill garnieren.
ca. 490 kcal
(auf dem Foto unten)

Tip:

Wenn Sie noch 2 Kartoffeln zusätzlich garen, können Sie diese am folgenden Tag für das Rezept „Bunter Gemüsesalat" (S. 76) verwenden.

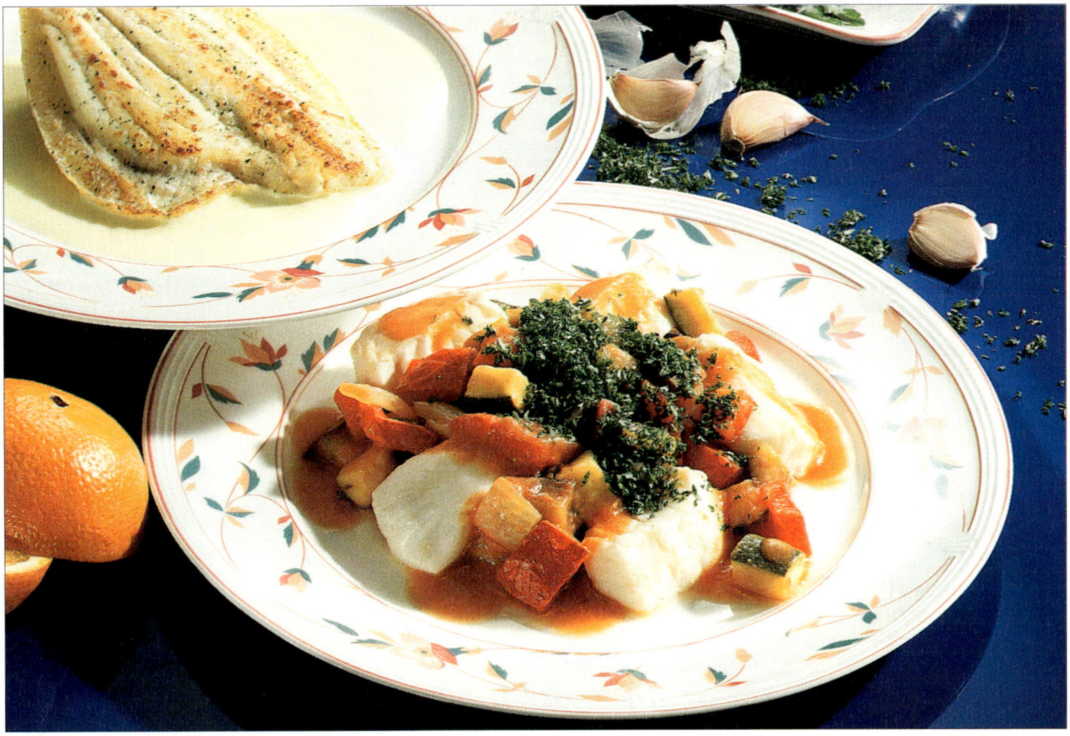

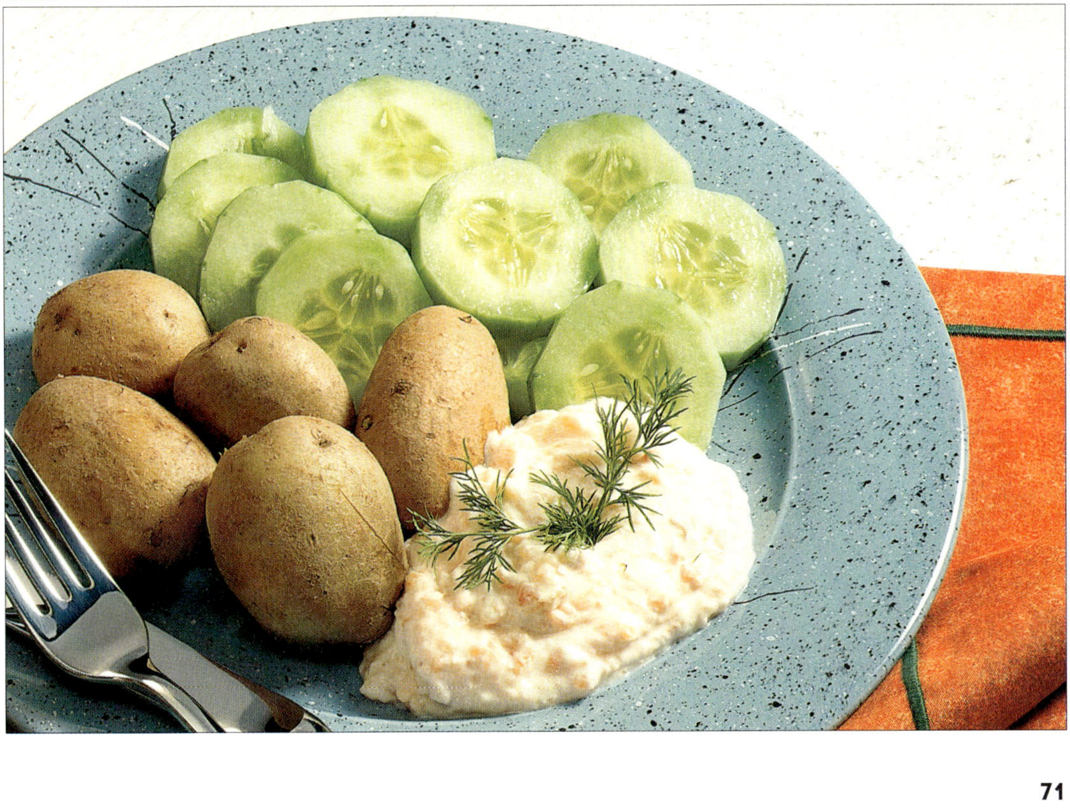

LACHSKOTELETT MIT SELLERIE-SCHNITTLAUCH-GEMÜSE

Zubereitungszeit: ca. 25 Min.

Zutaten für 1 Portion:

250 g Bleichsellerie
1 Lachskotelett
1 EL Zitronensaft
etwas Meersalz
$^1/_2$ Bund Schnittlauch
1 EL Butter
2 EL süße Sahne
$^1/_2$ TL Kräutersalz

Zubereitung:
1. Den Bleichsellerie putzen, waschen und in dünne Scheiben schneiden. Das Lachskotelett waschen, trockentupfen, mit dem Zitronensaft beträufeln und leicht salzen. Den Schnittlauch waschen und in Röllchen schneiden.
2. Die Butter in einer beschichteten Pfanne zerlassen und den Fisch darin bei mittlerer Hitze 12 bis 15 Minuten unter Wenden braten. Gleichzeitig den Sellerie in sehr wenig Wasser in etwa 10 Minuten gerade bißfest dünsten.
3. Das Gemüsewasser abgießen. Die Sahne mit dem Gemüse mischen. Den Schnittlauch hinzufügen und das Ganze mit Kräutersalz würzen. Den Fisch zusammen mit dem Gemüse servieren.
ca. 460 kcal

FORELLE IM CHAMPIGNON-GEMÜSE-BETT

Zubereitungszeit: ca. 40 Min.

Zutaten für 1 Portion:

1 Forelle
1 EL Zitronensaft
$^1/_2$ TL Kräutersalz
60 g Champignons
1 mittelgroße Stange Lauch
1 EL kaltgepreßtes Sonnenblumenöl

Zubereitung:
1. Den Backofen auf 175 °C vorheizen. Die Forelle waschen, trockentupfen, mit etwas Zitronensaft beträufeln und mit dem Kräutersalz mild würzen.
2. Die Champignons putzen, kurz waschen oder vorsichtig trockenreiben und blättrig schneiden. Den Lauch putzen, gründlich waschen und in feine Ringe schneiden.
3. Ein ausreichend großes Stück Alufolie gut mit dem Öl bestreichen und die Hälfte der Pilze und der Lauchringe gleichmäßig darauf verteilen. Die Forelle auf das Pilz-Gemüse-Bett legen und mit der restlichen Mischung bedecken. Dann die Folie verschließen, indem die langen und die kurzen Enden doppelt eingeschlagen werden.
4. Das Päckchen auf ein Gitter in den Ofen legen (mittlere Schiene) und etwa 20 Minuten garen.
ca. 240 kcal

Tips:
• Die Forelle läßt sich auch prima auf dem Grill zubereiten; dabei einmal wenden.

• Sie können als Vorspeise den „Bunten Sprossensalat" (S. 100) oder als Dessert den „Bunten Obstsalat mit Frischkäsesauce" (S. 37) essen.

FEINE FISCHSUPPE

Zubereitungszeit: ca. 50 Min.

Zutaten für 1 Portion:

1 kleine Zwiebel
$^1/_2$ Stange Lauch
2 Tomaten
$^1/_2$ rote Paprikaschote
1 frische Peperoni
1 EL Butter
je $^1/_2$ TL Kümmelpulver und getrockneter Thymian
400 ml vegetarische Gemüsebrühe (hergestellt aus Instantpulver)
200 g Fischfilets (z. B. Heilbutt, Schellfisch)
etwas Meersalz
1 EL saure Sahne

Zubereitung:
1. Die Zwiebel schälen, den Lauch putzen und gründlich waschen. Beides in feine Ringe schneiden.
2. Die Tomaten kreuzweise einritzen, für etwa 15 Sekunden in kochendes Wasser tauchen, abschrecken, enthäuten, von den Stielansätzen befreien und in Würfel schneiden.

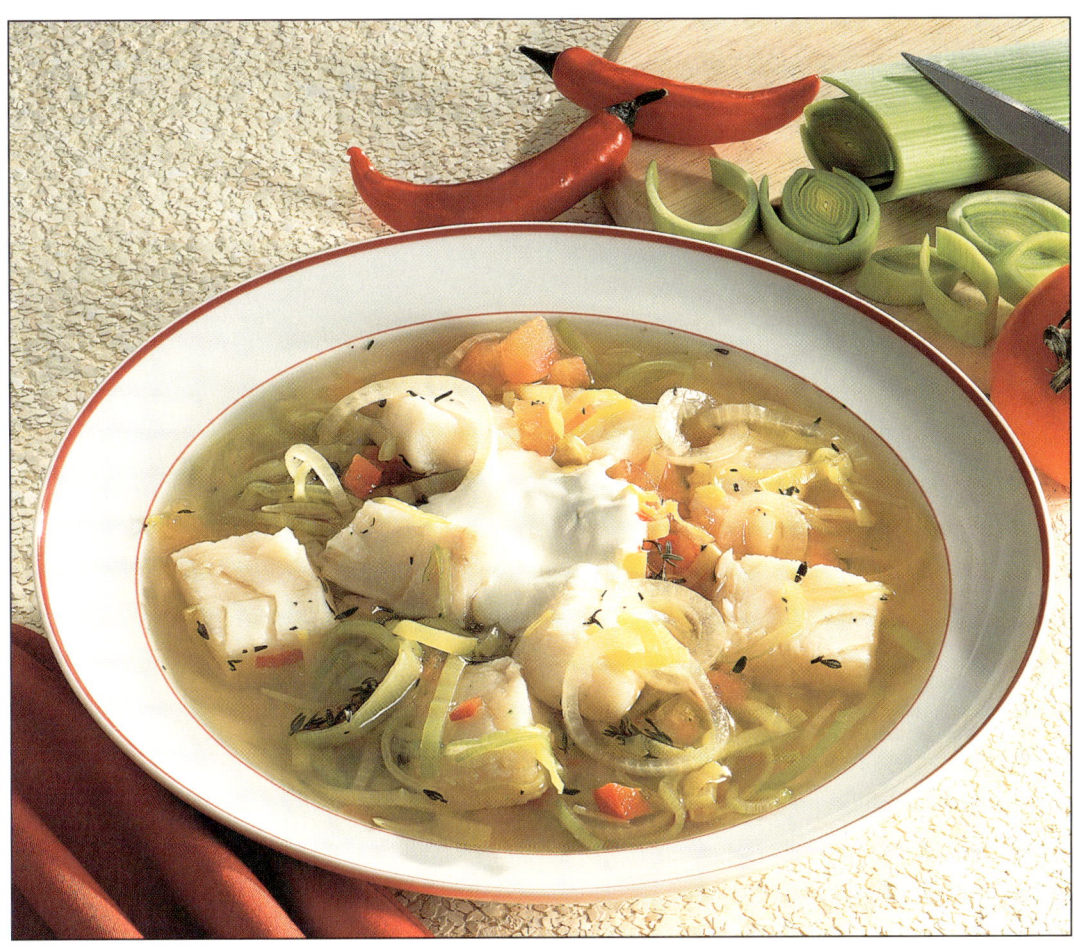

3. Die Paprikaschote waschen, halbieren, putzen und entkernen, dann fein würfeln. Die Peperoni waschen, halbieren, entkernen und kleinhacken.
4. Die Butter in einem Topf zerlassen und das vorbereitete Gemüse darin unter Rühren andünsten. Kümmel sowie Thymian hinzufügen und die Brühe angießen. Den Topf schließen und alles ungefähr 5 Minuten bei schwacher Hitze dünsten.

5. Inzwischen den Fisch waschen, trockentupfen und in mundgerechte Stücke schneiden. Diese leicht salzen, zum Gemüse geben und die Suppe weitere 8 bis 10 Minuten köcheln lassen.
6. Die Fischsuppe in einen Teller geben und mit einem Klecks saurer Sahne versehen. ca. 420 kcal
(auf dem Foto)

Variation:

Um der Suppe noch etwas mehr Pfiff zu geben, können Sie kurz vor dem Ende der Garzeit noch 4 gekochte Tiefseegarnelen zur Suppe geben.

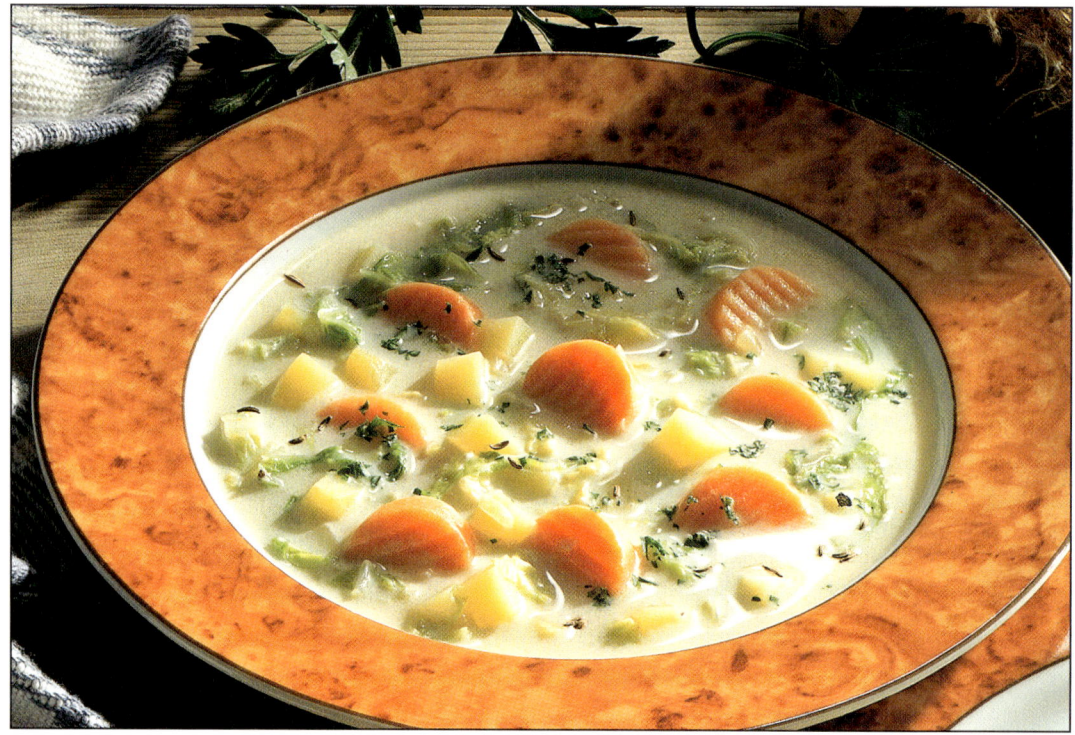

KARTOFFEL-WIRSING-EINTOPF

Zubereitungszeit: ca. 35 Min.

Zutaten für 1 Portion:

200 g Kartoffeln
200 g Wirsing
1 große Möhre
1 Zwiebel
1 EL kaltgepreßtes Olivenöl
1/4 l vegetarische Gemüsebrühe
1/2 TL Kümmel
1 EL süße Sahne
1 EL gehackte Petersilie
1 EL Schnittlauchröllchen
etwas Käutersalz
1/2 TL geriebene Muskatnuß
1/2 TL Cayennepfeffer

Zubereitung:

1. Die Kartoffeln schälen und in Würfel schneiden. Den Wirsing putzen, waschen und den Strunk herausschneiden. Den Wirsing in Streifen schneiden.
2. Die Möhre schälen und in dünne Scheiben schneiden. Die Zwiebel schälen und würfeln.
3. Das Öl in einem Topf erhitzen und die Zwiebelwürfel darin glasig dünsten. Kartoffeln, Möhren und Wirsing einige Minuten mitdünsten.
4. Die Brühe dazugießen, den Kümmel hinzufügen, alles umrühren und die Suppe aufkochen lassen. Sie dann zugedeckt etwa 20 Minuten köcheln lassen.

5. Die Sahne zusammen mit den Kräutern dazugeben und die Suppe mit Kräutersalz, Muskat sowie Cayennepfeffer abschmecken.
ca. 400 kcal
(auf dem Foto)

Tip:

Kochen Sie gleich die doppelte Menge Eintopf, den Rest können Sie am nächsten Tag sehr gut mit an den Arbeitsplatz nehmen.

PUSSTA-GULASCHSUPPE

Zubereitungszeit: ca. 2 Std.

Zutaten für 1 Portion:

125 g magerer Rinderbraten
1 Gemüsezwiebel (100 g)
1 TL ungehärtetes Pflanzenfett (aus dem Reformhaus)
1 TL edelsüßes Paprikapulver
$^3/_8$ l Wasser
1 Fleischtomate (150 g)
1 grüne Paprikaschote (150 g)
1–2 Knoblauchzehen
1 Lorbeerblatt
$^1/_2$ TL Kümmel
1 Msp. Cayennepfeffer
je $^1/_2$ EL Thymian und Oregano
$^1/_2$ TL vegetarische Gemüsebrühe (Instantpulver)
100 g Champignons
2 EL süße Sahne, 30% Fett

Zubereitung:

1. Das Fleisch in kleine Würfel schneiden. Die Zwiebel schälen und in Ringe schneiden.
2. Das Fett in einem Topf erhitzen und das Fleisch darin anbraten. Die Zwiebel dazugeben und glasig dünsten. Alles mit Paprikapulver bestäuben und mit dem Wasser auffüllen.
3. Die Tomate über Kreuz einritzen, für etwa 15 Sekunden in kochendes Wasser tauchen, abschrecken und enthäuten. Anschließend in kleine Würfel schneiden. Die Paprikaschote waschen, putzen und entkernen, dann in Streifen schneiden. Beides zur Suppe geben.
4. Die geschälten Knoblauchzehen dazupressen und die Gewürze sowie die Brühe dazugeben.
5. Die Champignons putzen, waschen oder vorsichtig abreiben und in Scheiben schneiden. Sie dann ebenfalls in die Suppe geben und alles zugedeckt 1 bis 1$^1/_2$ Stunden köcheln lassen.
6. Vor dem Servieren das Lorbeerblatt aus der Suppe entfernen und die Sahne unterrühren.
ca. 440 kcal

GEFLÜGELSUPPE „GÄRTNER ART"

Zubereitungszeit: ca. 1 Std.

Zutaten für 1 Portion:

80 g Blumenkohl
1 kleine Stange Lauch (100 g)
1 Stange Bleichsellerie (50 g)
100 g Möhren
1 kleiner Kohlrabi (150 g)
6 Erbsenschoten

Für die Suppe:

1 kleine Zwiebel
1 TL Butter
150 g Hähnchenbrust
$^1/_2$ l Wasser
1 EL vegetarische Gemüsebrühe (Instantpulver)
$^1/_4$ TL frisch geriebene Muskatnuß
2 EL gehackte Kräuter (Liebstöckel, Petersilie)

Zubereitung:

1. Das Gemüse putzen und waschen bzw. schälen. Den Blumenkohl in kleine Röschen teilen. Den Lauch, den Bleichsellerie und die Möhren in 1 cm breite Scheiben schneiden. Den Kohlrabi stifteln und von den Erbsenschoten die Enden abknipsen.
2. Anschließend die Zwiebel fein hacken und in der Butter glasig dünsten.
3. Die Hähnchenbrust in feine Würfel schneiden und zur Zwiebel geben. Das vorbereitete Gemüse hinzufügen, alles mit dem Wasser auffüllen und mit der Brühe würzen.
4. Die Suppe 20 bis 25 Minuten köcheln lassen. Zum Schluß mit Muskatnuß abschmecken und mit den gehackten Kräutern bestreuen.
ca. 460 kcal

Tip:

Über diese Suppe freut sich die ganze Familie. Kochen Sie davon einen großen Topf. Je nach Größe ihrer Familie können Sie die Zutaten vervielfachen und je nach Geschmack die Gemüsesorten variieren.

GEMÜSESUPPE MIT KÄSEKNÖDELN

Zubereitungszeit: ca. 70 Min.

Zutaten für 1 Portion:

Für die Suppe:

400 g gemischtes, geputztes Gemüse (z. B. Möhren, Kohlrabi, Knollensellerie, Blumenkohl und grüne Bohnen)
1 Zwiebel
1 EL Butter
1 EL vegetarische Gemüsebrühe (Instantpulver)
geriebene Muskatnuß

Für die Knödel:

1 altbackenes Vollkornbrötchen (40 g)
1 EL süße Sahne
1 Zwiebel
1 TL Butter
1 EL gehackte Petersilie
1 TL gehacktes Liebstöckel
1 Eigelb
1 EL Sonnenblumenkerne
1 TL vegetarische Gemüsebrühe (Instantpulver)
30 g Rahmgouda oder Butterkäse, 60% Fett i. Tr.
Meersalz
2 EL Kartoffelstärke

Außerdem:

1 EL gehackte Petersilie

Zubereitung:

1. Die Möhren längs vierteln und in etwa 4 cm lange Stücke schneiden. Den Kohlrabi sowie den Sellerie in Stifte schneiden und den Blumenkohl in kleine Röschen teilen. Die Bohnen in etwa 2 cm lange Stücke schneiden.

2. Die Zwiebel schälen, fein würfeln und in der Butter glasig dünsten. Dann das Gemüse hinzufügen.

3. Nun etwa $1/4$ l Wasser dazugießen und alles mit der Instantbrühe abschmecken. Die Suppe 15 bis 18 Minuten köcheln lassen.

4. Inzwischen das altbackene Brötchen in kleine Würfel schneiden, 3 EL heißes Wasser und die Sahne darauf gießen und das Ganze einige Minuten quellen lassen.

5. Die Zwiebel schälen, sehr fein würfeln und in der Butter glasig dünsten. Zusammen mit der Petersilie und dem Liebstöckel zu den Brötchenwürfeln geben.

6. Das Eigelb, die Sonnenmenkerne und die Instantbrühe hinzufügen und alles gründlich miteinander vermengen. Dann in einem großen Topf etwa $1/2$ l Salzwasser zum Kochen bringen.

7. Den Käse würfeln. Aus dem Teig mit angefeuchteten Händen 2 Knödel formen und sie mit den Käsewürfeln füllen.

8. Die Kartoffelstärke mit wenig Wasser anrühren und in das Kochwasser rühren. Die Knödel vorsichtig ins kochende Wasser gleiten lassen. Die Hitzezufuhr reduzieren und die Knödel im siedenden Wasser im offenen Topf 8 bis 10 Minuten ziehen lassen.

9. Die Gemüsesuppe mit Muskatnuß abschmecken und die gegarten Käseknödel hineingeben. Zum Servieren mit Petersilie bestreuen.
ca. 410 kcal
(auf dem Foto: oben)

BUNTER GEMÜSESALAT

Zubereitungszeit: ca. 35 Min.

Zutaten für 1 Portion:

Für den Salat:

2 kleine Kartoffeln
1 Möhre
75 g grüne Bohnen
$1/8$ l vegetarische Gemüsebrühe (hergestellt aus Instantpulver)
1 Tomate
$1/2$ Salatgurke
50 g TK-Maiskörner

Für die Sauce:

65 g saure Sahne
1 EL vergorenes Molkekonzentrat (Molkosan)
1 EL kaltgepreßtes Sonnenblumenöl

Außerdem:

65 g zerbröselter Schafskäse

Zubereitung:

1. Die Kartoffeln und die Möhre schälen und in kleine Würfel schneiden. Die Bohnen waschen, abfädeln und in ungefähr 4 cm lange Stücke brechen.

2. Diese Zutaten in einen Topf geben, die Gemüsebrühe angießen und alles bei mittlerer Hitze in 15 bis 18 Minuten garen.

3. Das Gemüse aus der Brühe nehmen und abkühlen lassen.

4. In der Zwischenzeit die Tomate waschen, den Stielansatz entfernen und das Fruchtfleisch fein würfeln.

5. Die Gurke schälen, der Länge nach vierteln und das Fruchtfleisch in kleine Stücke schneiden.

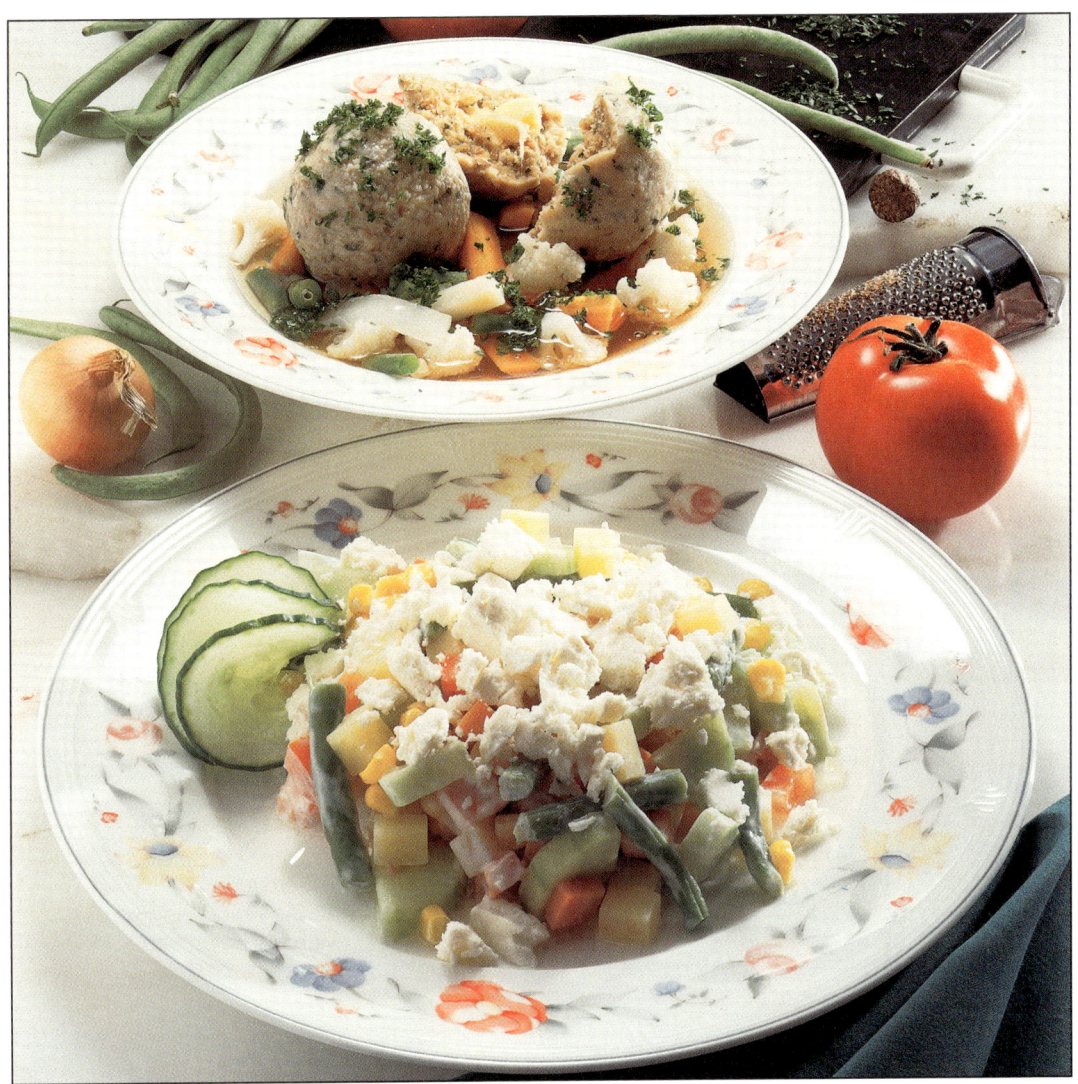

6. Das abgekühlte Gemüse mit den Tomaten und den Gurken mischen und zuletzt den Mais darunterheben.

7. Aus saurer Sahne, Molkekonzentrat, Öl und ein wenig Gemüsebrühe eine Sauce rühren und mit den Salatzutaten vermengen. Zum Schluß den Schafskäse dazugeben.
ca. 390 kcal
(auf dem Foto: unten)

Tips:
• Die Zutaten für diesen Salat können Sie problemlos bereits am Abend für den Tag vorbereiten. Mischen Sie morgens dann die Sauce darunter, geben den Käse dazu und nehmen den Salat gut verpackt, zum Beispiel an den Arbeitsplatz, mit.

• Dieser Salat eignet sich wunderbar zur Resteverwertung. Sehen Sie einfach in Ihrem Kühlschrank nach, ob sich dort Reste von Gemüse aus der neutralen oder der Kohlenhydratguppe finden.

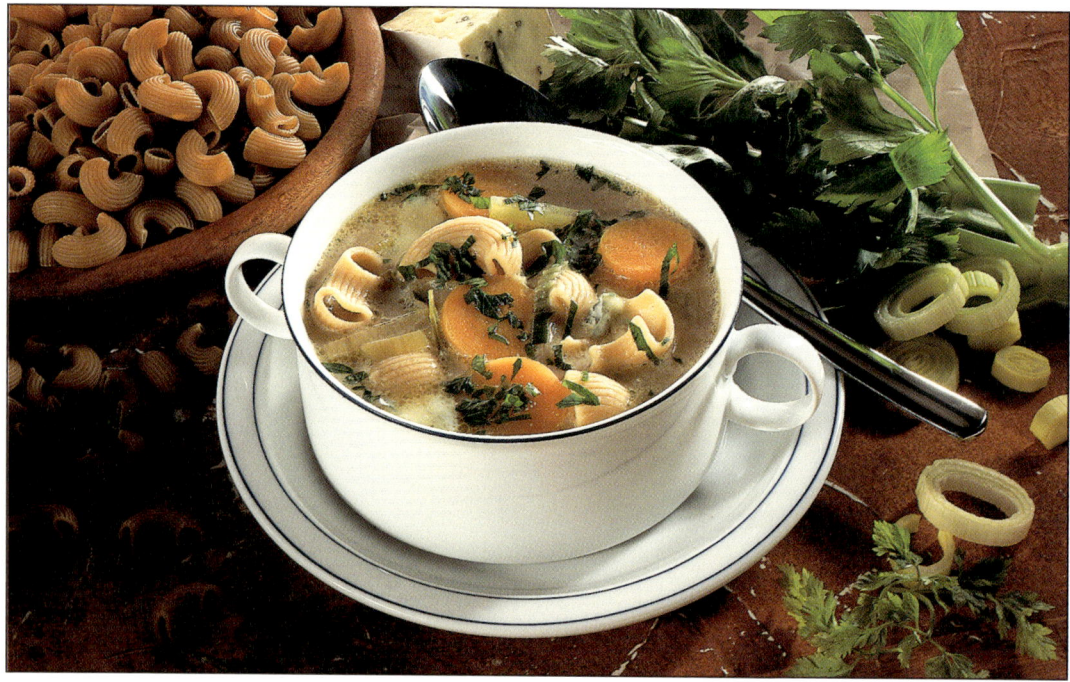

PIKANTE NUDELSUPPE

Zubereitungszeit: ca. 40 Min.

Zutaten für 1 Portion:

50 g Vollkornnudeln (z.B. Hörnchen)
300 ml Wasser
$^1/_2$ TL Meersalz
150 g Möhren
150 g Lauch
100 g Sellerie
1 TL Butter
400 ml Wasser
1 EL vegetarische Gemüsebrühe (Instantpulver)
1 Msp. Cayennepfeffer
2 EL saure Sahne
1 EL milder Blauschimmelkäse
2 EL feingehackte Kräuter (z.B. Kerbel, Selleriegrün)

Zubereitung:

1. Die Nudeln in leicht gesalzenem Wasser in 12 bis 15 Minuten bißfest garen.

2. Inzwischen das Gemüse putzen und waschen bzw. schälen. Die Möhren in dünne Scheiben, den Lauch in Ringe schneiden und den Sellerie fein stifteln.

3. Die Butter in einem Topf zerlassen und das Gemüse leicht andünsten. Das Wasser dazugießen und alles mit der vegetarischen Gemüsebrühe würzen. Bei schwacher Hitze zugedeckt 15 bis 20 Minuten garen.

4. Die gegarten und abgetropften Nudeln in die Suppe geben und diese nach Belieben mit dem Cayennepfeffer würzen. Danach die saure Sahne unterrühren.

5. Die Suppe in eine Suppentasse geben, den zerbröselten Käse darin schmelzen lassen und mit den Kräutern bestreuen.
ca. 450 kcal

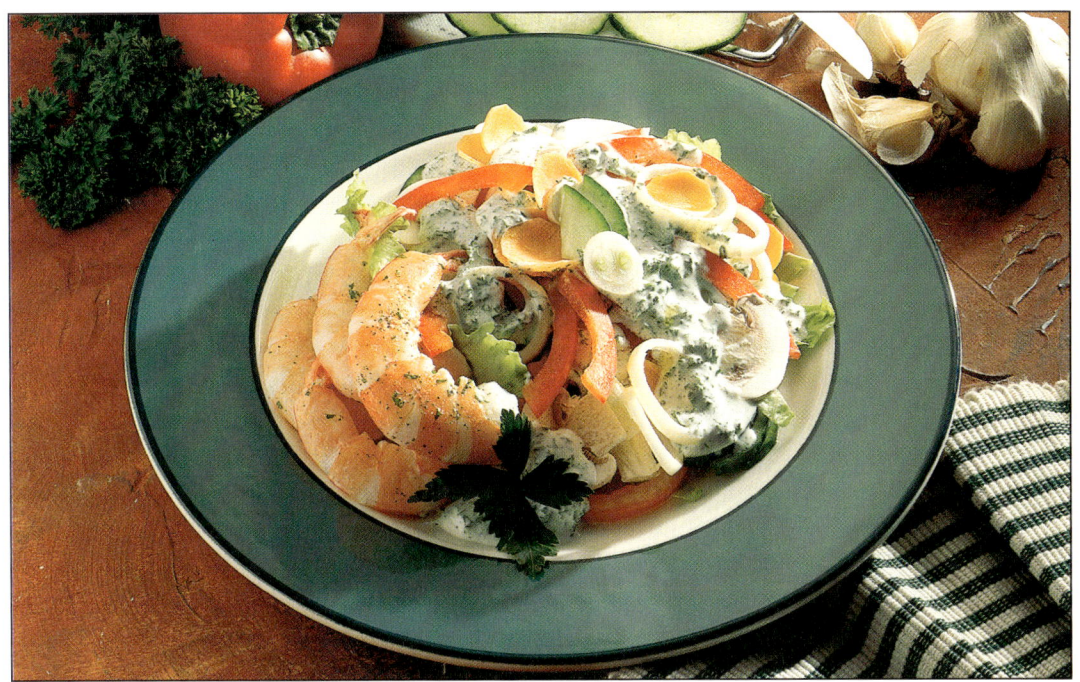

FEINER SALAT
MIT HUMMERKRABBEN

Zubereitungszeit: ca 30 Min.

Zutaten für 1 Portion:

Für den Salat:

400 g gemischter Salat und verschiedene Gemüsesorten (z.B. Eisbergsalat, Gurken, Karotten, Paprikaschoten, Champignons, Tomaten, Zwiebeln)

Für die Sauce:

100 g Sahnedickmilch

$1/2$ TL Kräutersalz

1 Knoblauchzehe

3 EL gehackte Salatkräuter (z.B. Petersilie)

4 Hummerkrabbenschwänze (in Knoblauch eingelegt)

2 Stengel Petersilie

Zubereitung:

1. Den Salat und das Gemüse putzen, waschen, kleinschneiden und in einer Schüssel mischen.

2. Für die Sauce die Sahnedickmilch mit dem Schneebesen cremig rühren und mit dem Kräutersalz leicht würzen. Die Knoblauchzehe schälen und durch eine Presse dazudrücken.

3. Die Kräuter zur Sauce geben und diese auf dem Salat verteilen. Den Salat mit den Hummerkrabben und der Petersilie anrichten.
ca. 400 kcal

Tip:

Statt der Hummerkrabben können Sie auch normale kleine Krabben verwenden. Wer beides nicht mag, kann ebenso Käse oder gekochte Eierscheiben darauf legen.

CHEFSALAT

Zubereitungszeit: ca. 45 Min.

Zutaten für 1 Portion:

Für den Salat:

100 g grüne Bohnen
$1/2$ TL Meersalz
1 Stengel Bohnenkraut
150 g Putenbrustfilet
1 EL kaltgepreßtes Sonnenblumenöl
$1/2$ TL Kräutersalz
$1/2$ TL edelsüßes Paprikapulver
$1/2$ kleiner Eisbergsalat
1 Tomate
4 Radieschen
$1/2$ Salatgurke
1 geschälte, halbierte Knoblauchzehe
1 kleine Zwiebel
3 grüne Oliven, mit Paprikastreifen gefüllt

Für die Sauce:

85 g Sahnedickmilch
1 TL vergorenes Molkekonzentrat (Molkosan)
$1/2$ TL Kräutersalz
$1/2$ TL Frutilose (Obstdicksaft aus dem Reformhaus)
1 EL fein gehackte Kräuter (z.B. Schnittlauch, Dill, Petersilie oder Kerbel)

Zubereitung:

1. Die Bohnen waschen, abfädeln und in 4 cm lange Stücke schneiden. Sie dann in leicht gesalzenem Wasser zusammen mit dem Bohnenkraut etwa 18 Minuten garen.

2. Inzwischen das Geflügelfleisch in dünne Scheiben schneiden und im erhitzten Öl rundherum etwa 5 Minuten braten. Es anschließend salzen, mit dem Paprikapulver bestäuben und abkühlen lassen.

3. Den Salat putzen und waschen. Die Blätter in mundgerechte Stücke zupfen.

4. Die Tomate waschen, von den Stielansätzen befreien und vierteln.

5. Die Radieschen waschen und in hauchdünne Scheiben schneiden. Die Gurke schälen, längs vierteln und quer in dünne Stücke schneiden.

6. Eine Salatschüssel mit dem Knoblauch ausreiben und die vorbereiteten Salatzutaten hineingeben. Die Zwiebel schälen und in dünne Ringe schneiden.

7. Die Dickmilch zusammen mit dem Molkekonzentrat, Salz und Frutilose gut verrühren. Die Kräuter dazugeben und den Salat mit der Sauce locker mischen.

8. Zum Schluß die Putenbruststreifen darauf verteilen und das Ganze mit den Oliven sowie den Zwiebelringen garnieren.

ca. 440 kcal

(auf dem Foto: oben)

Tips:

• Servieren Sie im Sommer zu dem Salat gut gekühlte Melonenspalten.

• Reichern Sie den Salat nach Belieben mit frischen Keimen oder Sprossen an.

HEIDELBEER-PFANNKUCHEN

Zubereitungszeit: ca. 25 Min.
Quellzeit: ca. 15 Min.

Zutaten für 1 Portion:

75 g frische Heidelbeeren, (ersatzweise TK-Beeren)
50 g feines Dinkel- oder Weizenvollkornmehl
1 TL Weinsteinbackpulver
2 EL süße Sahne
1 Eigelb
etwas Meersalz
1 EL Butter

Zubereitung:

1. Die frischen Beeren verlesen, waschen und gut abtropfen lassen. Tiefgekühlte Früchte auftauen lassen.

2. Das Mehl mit dem Backpulver mischen. Nach und nach $1/4$ l Wasser, die Sahne und das Eigelb darunterrühren, so daß ein dünner Teig entsteht.

3. Eine Prise Salz zum Teig geben und ihn etwa $1/4$ Stunde quellen lassen.

4. Dann die Hälfte der Butter in einer Pfanne zerlassen. Die Hälfte der Heidelbeeren darin erwärmen.

5. Nun die Hälfte des Teiges auf die Beeren gießen und bei mittlerer Hitze einen Pfannkuchen backen. Ihn nach 1 bis 2 Minuten wenden und weitere 2 Minuten backen. Den Pfannkuchen warm stellen.

6. Die restlichen Zutaten ebenso verarbeiten.

ca. 480 kcal

(auf dem Foto: unten)

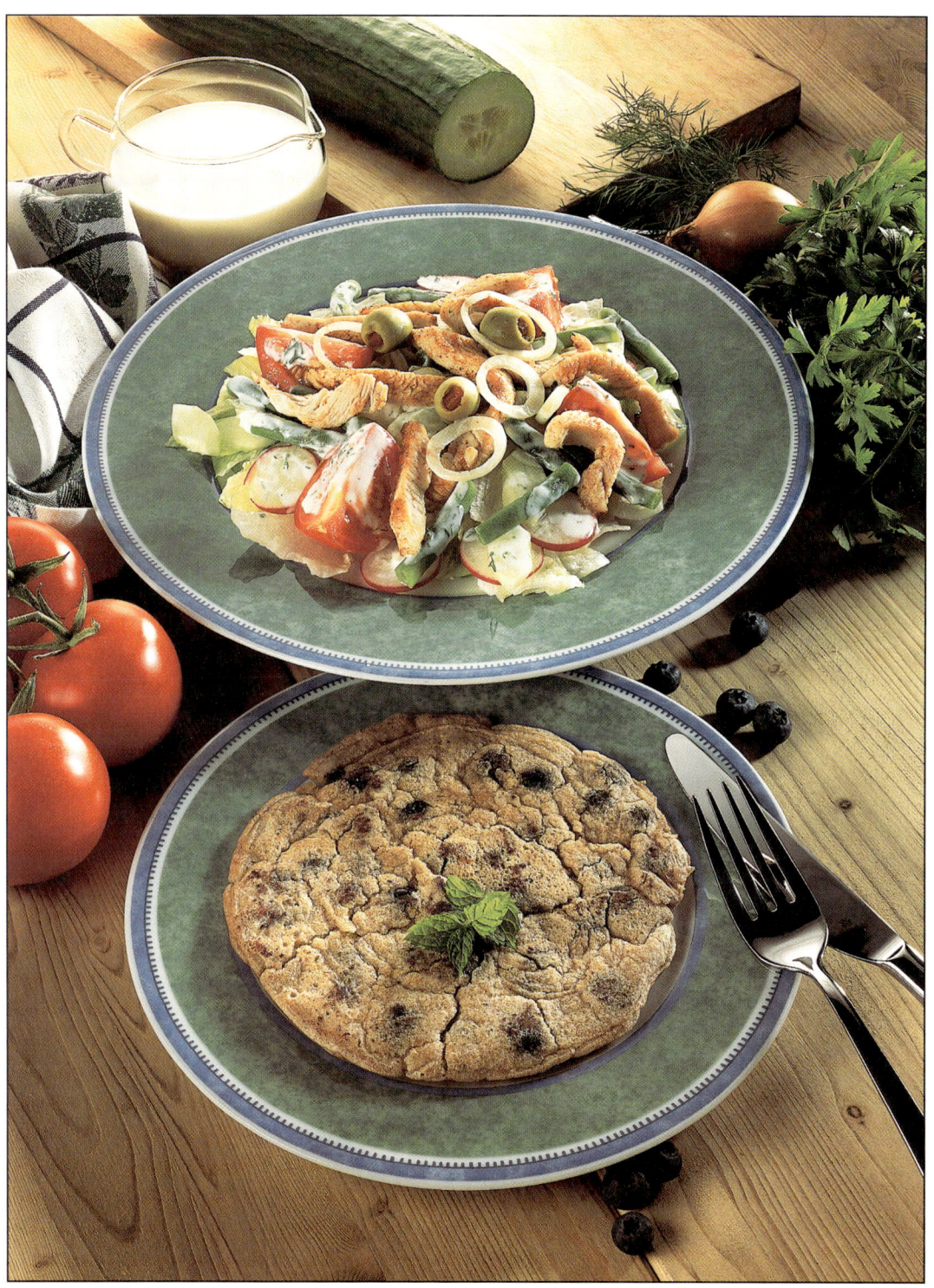

Abendessen und kleine Gerichte

KNÄCKEBROTSNACK

Zubereitungszeit: ca. 20 Min.

Zutaten für 1 Portion:

75 g Austernpilze

2 TL Butter

ca. ¹/₂ TL Kräutersalz

1 kleines Stück Salatgurke
(ca. 5 cm lang)

4 Kirschtomaten

2 Scheiben Vollkornknäckebrot

4 Scheiben Mozzarella

einige Basilikumblättchen

Zubereitung:

1. Die Pilze putzen, waschen, trockentupfen und in breite Streifen schneiden. Die Butter in einer Pfanne erhitzen und die Pilze darin einige Minuten dünsten. Dann leicht salzen.
2. Die Salatgurke schälen und in etwa 12 dünne Scheiben schneiden. Die Tomaten waschen und halbieren.
3. Alle vorbereiteten Zutaten auf den Knäckebrotscheiben anrichten. Je 2 Scheiben Mozzarella auf 1 Brotscheibe legen und das Ganze mit dem Basilikum garnieren.
ca. 375 kcal
(auf dem Foto oben)

MOZZARELLABROT

Zubereitungszeit: ca. 10 Min.

Zutaten für 1 Portion:

40 g Mozzarella

1 TL kaltgepreßtes Olivenöl

4 Kirschtomaten

1 Frühlingszwiebel

1 Scheibe Vollkornbrot

2 TL Butter

ca. ¹/₂ TL Kräutersalz

einige Basilikumblättchen

Zubereitung:

1. Den Käse in etwa ¹/₂ cm dicke Scheiben schneiden und mit dem Olivenöl beträufeln.
2. Die Tomaten waschen und vierteln. Die Frühlingszwiebel putzen, waschen und in schmale Ringe schneiden.
3. Das Brot mit der Butter bestreichen, mit dem Käse belegen und alles mit dem Kräutersalz leicht würzen. Das Ganze mit den Tomaten sowie den Zwiebelringen anrichten und mit dem Basilikum garnieren.
ca. 355 kcal

Variation:

Wenn Sie es etwas herzhafter mögen, ersetzen Sie den Mozzarella durch reinen Schafs- oder Ziegenkäse.

MATJESBURGER

Zubereitungszeit: ca. 10 Min.

Zutaten für 1 Portion:

1 Vollkornbrötchen

2–3 Blätter grüner Salat

2 kleine Matjesfilets

40 g saure Sahne

1 Tomate

1 kleine Zwiebel

2 Dillzweige

Zubereitung:

1. Das Brötchen in der Mitte aufschneiden und die untere Hälfte mit den Salatblättern belegen.
2. Die Matjesfilets unter kaltem Wasser abspülen, trocken-tupfen und beide auf die Brötchenhälfte mit den Salat-blättern legen. Die saure Sahne darauf geben.
3. Die Tomate waschen und in Scheiben schneiden. Die Zwie-bel schälen und in dünne Ringe schneiden.
4. Dann die Tomatenscheiben sowie die Zwiebelringe auf die Matjesfilets legen und alles mit dem gewaschenen Dill garnie-ren. Die zweite Brötchenhälfte obenauf legen und servieren.
ca. 380 kcal
(auf dem Foto unten)

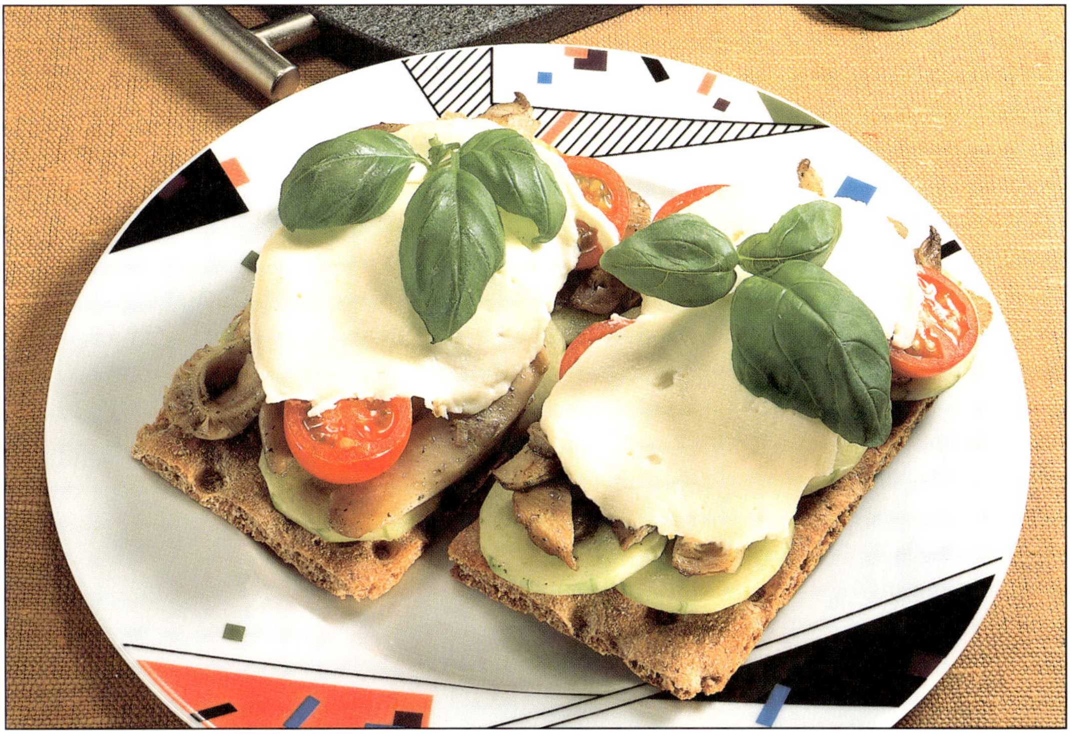

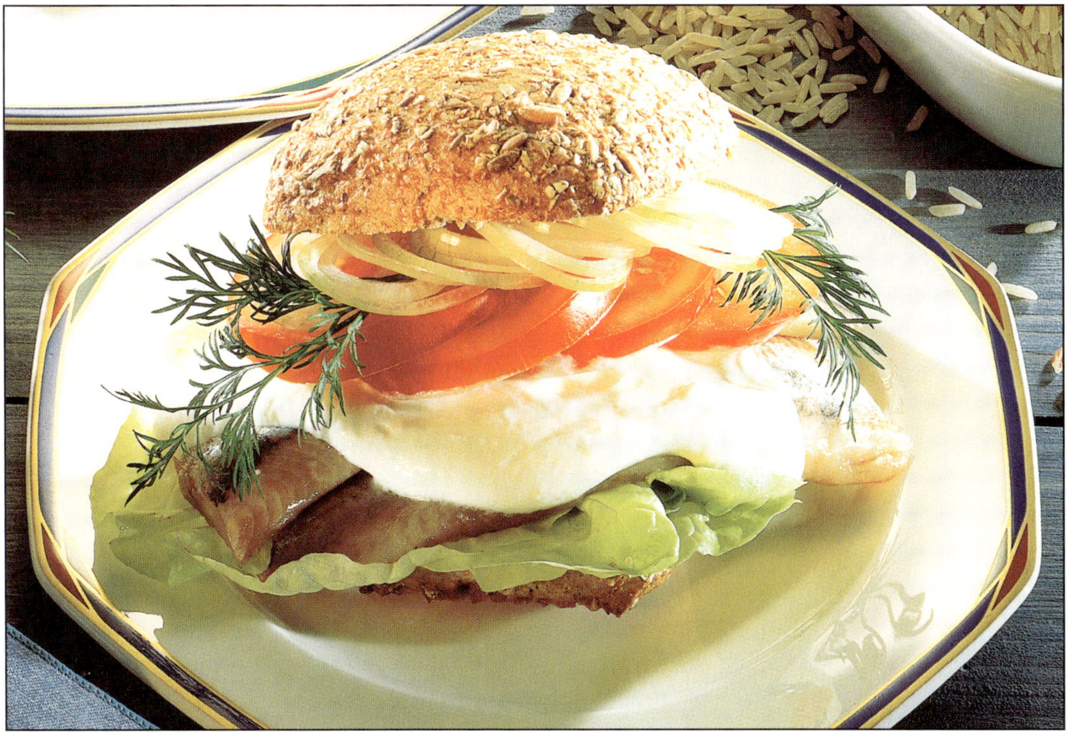

SMÖRREBRÖD MIT DILLBUTTER

Zubereitungszeit: ca. 10 Min.

Zutaten für 1 Portion:

1 EL sehr weiche Butter
1 EL feingeschnittener Dill
1/2 TL abgeriebene Schale einer unbehandelten Zitrone
2 Scheiben Weizenvollkornbrot
2 Blätter Salat
1 Scheibe Räucherlachs
3 gedünstete Spargelstangen
je einige Tomaten- und Gurkenscheiben

Zubereitung:

1. Die Butter mit dem Dill und der Zitronenschale verrühren. Die Brotscheiben mit der Dillbutter bestreichen und halbieren. Die Salatblätter waschen und trockentupfen.
2. Auf die eine halbe Brotscheibe ein Salatblatt, den Lachs und die Spargelstangen legen und mit der anderen Hälfte abdecken.
3. Die zweite Brotscheibe mit dem anderen Salatblatt sowie mit den Tomaten- und Gurkenscheiben belegen und die zweite Brothälfte darauf legen.
ca. 370 kcal
(auf dem Foto: oben)

Tip:

Diese Brote können Sie für die Pause am Arbeitsplatz schon zu Hause vorbereiten. Bewahren Sie sie bis zum Verzehr im Kühlschrank auf.

KRÄUTERBROT MIT RADIESCHENSALAT

Zubereitungszeit: ca. 20 Min.

Zutaten für 1 Portion:
Für das Brot:

1 EL sehr weiche Butter
2 TL feingehackte Petersilie
1 TL Schnittlauchröllchen
etwas abgeriebene Schale einer unbehandelten Zitrone
Kräutersalz, Paprikapulver
1 Scheibe Vollkornbrot

Für den Salat:

1 Bund Radieschen
1 Frühlingszwiebel
50 g Joghurt
1 EL Sonnenblumenöl
1 TL vergorenes Molkekonzentrat (Molkosan)
1/2 TL Kräutersalz

Zubereitung:

1. Die Butter mit Kräutern und Zitronenschale verrühren und mit Kräutersalz sowie Paprikapulver würzen.
2. Die Radieschen putzen, waschen und in feine Stifte schneiden. Die Frühlingszwiebel putzen, waschen und fein würfeln.
3. Den Joghurt mit dem Öl mischen und das Molkekonzentrat darunterrühren. Mit Kräutersalz abschmecken.
4. Die Brotscheibe mit der Kräuterbutter bestreichen.
5. Die Sauce kurz vor dem Verzehr mit den vorbereiteten Salatzutaten vermengen.
ca. 330 kcal
(auf dem Foto:
unten und Mitte links)

BROT MIT BASILIKUM-QUARK UND BÜNDNER FLEISCH

Zubereitungszeit: ca. 10 Min.

Zutaten für 1 Portion:

6–7 Basilikumblättchen
2 EL Speisequark, 20% Fett i. Tr.
1 EL süße Sahne
Kräutersalz
2 Scheiben Vollkornbrot
1 Salatblatt
2 Tomatenscheiben
30 g Bündner Fleisch

Zubereitung:

1. Die Basilikumblättchen waschen, trockentupfen und in Streifen schneiden. Den Quark mit der Sahne sowie etwas Kräutersalz verrühren und das Basilikum dazugeben.
2. Beide Brotscheiben mit dem Quark bestreichen. Eine Scheibe mit dem gewaschenen Salatblatt, den Tomatenscheiben und dem Bündner Fleisch belegen. Mit der anderen Brotscheibe zudecken.
ca. 420 kcal
(auf dem Foto: Mitte rechts)

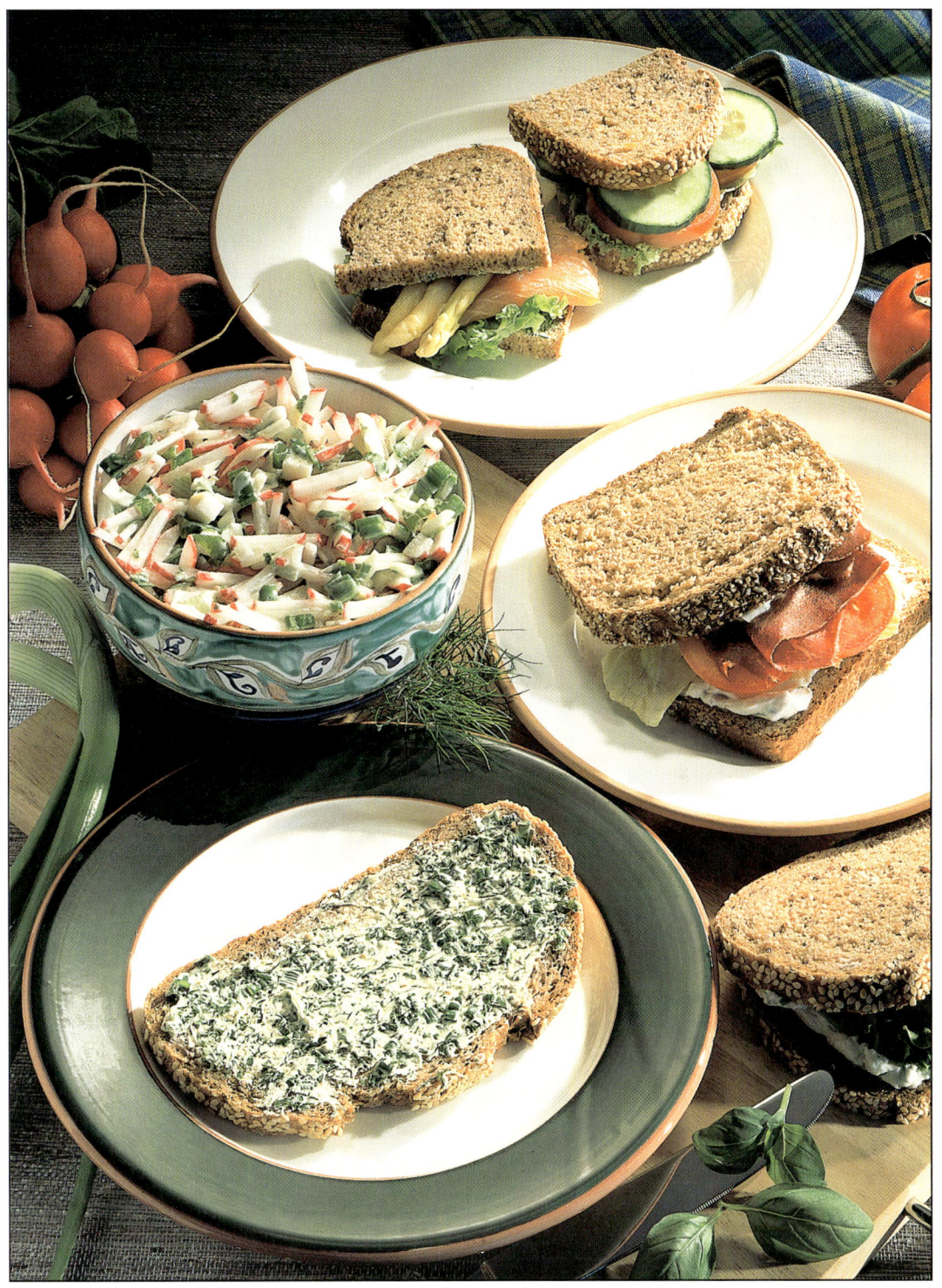

KÄSEBROT

Zubereitungszeit: ca. 15 Min.

Zutaten für 1 Portion:

3 Radieschen

1 Scheibe Vollkornbrot

2 TL Butter

40 g Camembert, 60% Fett i.Tr.

2 EL Schnittlauchröllchen

Zubereitung:

1. Die Radieschen putzen, waschen und in dünne Scheiben schneiden.
2. Die Brotscheibe mit der Butter bestreichen und mit dem Käse sowie den Radieschenscheiben belegen.
3. Das Brot mit dem Schnittlauch garnieren.
ca. 360 kcal
(auf dem Foto: Mitte)

GETOASTETES KRÄUTERQUARK-BRÖTCHEN

Zubereitungszeit: ca. 10 Min.

Zutaten für 1 Portion:

100 g Quark, 20% Fett i.Tr.

3 EL Mineralwasser

Meersalz

1 kleiner Bund Schnittlauch

1 Vollkornbrötchen

$^1/_2$ TL Paprikapulver, edelsüß

Zubereitung:

1. Den Quark mit dem Mineralwasser verrühren und mit etwas Salz würzen.
2. Schnittlauch waschen, kleinschneiden und unter den Quark mischen.
3. Das Brötchen halbieren, die Hälften toasten und anschließend den Quark darauf verteilen. Mit dem Paprikapulver bestäuben.
ca. 250 kcal
(auf dem Foto: unten)

Tip:

Zum Kräuterquarkbrötchen können Sie den »Italienischen Salat« (S. 100) oder die »Zucchinirohkost« (S. 34) essen.

SCHLEMMERBROT

Zubereitungszeit: ca. 5 Min.

Zutaten für 1 Portion:

1 Scheibe Vollkornbrot

2 TL Butter

50 g geräucherter Lachs

1 kleine Zwiebel

2 Dillzweige

Zubereitung:

1. Das Brot mit der Butter bestreichen und den Lachs darauf verteilen.
2. Die Zwiebel schälen und in Ringe schneiden. Diese auf den Lachs geben und alles mit den gewaschenen Dillzweigen garnieren.
ca. 370 kcal
(auf dem Foto: oben)

Variation:

Für das Schlemmerbrot können Sie die Butter auch durch 2 bis 3 Teelöffel saure Sahne ersetzen. Diese Brotvariation schmeckt ganz besonders saftig und erfrischend.

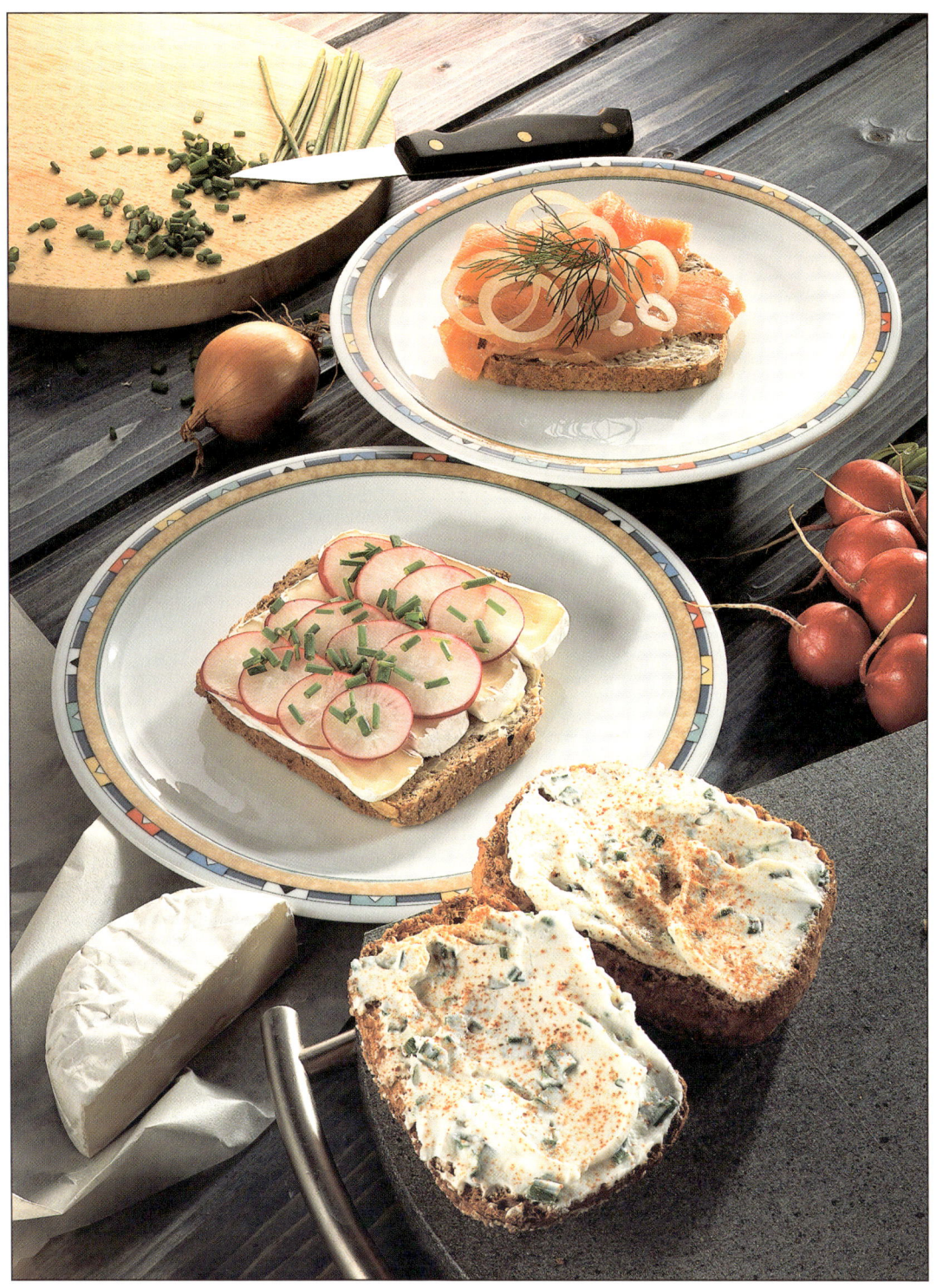

EIER IN KNACKIGER QUARKSAUCE

Zubereitungszeit: ca. 15 Min.

Zutaten für 1 Portion:

2 Eier
$^1/_2$ Kästchen Kresse
$^1/_2$ Kohlrabiknolle
1 kleine Zwiebel
75 g Speisequark, 20% Fett
2 EL Joghurt, 3,5% Fett
2 EL süße Sahne
$^1/_2$ TL Kräutersalz

Zubereitung:

1. Die Eier hartkochen und dann abkühlen lassen. Währenddessen die Kresse abschneiden, kurz überbrausen und trockentupfen. Den Kohlrabi schälen und grob raspeln. Die Zwiebel schälen und fein hacken.
2. Den Quark mit Joghurt und Sahne glattrühren. Kohlrabi, Zwiebel und Kresse dazugeben und die Sauce mit Kräutersalz abschmecken.
3. Die Sauce zu den gepellten Eiern reichen.
ca. 390 kcal

Tips:

• Die Quarksauce (sie gehört zur neutralen Gruppe) eignet sich auch sehr gut als Dip zu Pellkartoffeln.
• Sie benötigen Kresse auch für das Rezept „Olivenschnitzel mit Champignon-Kresse-Salat" (S. 64).

KÄSERÜHREI

Zubereitungszeit: ca. 15 Min.

Zutaten für 1 Portion:

1 Stück Salatgurke (ca. 8 cm lang)
2 Eier
2 EL Mineralwasser
2 EL süße Sahne
$^1/_2$ TL Meersalz
2 EL geriebener Gouda, max. 50% Fett i.Tr.
$^1/_2$ EL Butter
$^1/_2$ Kästchen Kresse

Zubereitung:

1. Die Gurke schälen, halbieren, entkernen und grob raspeln.
2. Die Eier zusammen mit Mineralwasser, Sahne und Salz zu einer schaumigen Masse aufschlagen. Den Käse zur Eimasse geben.
3. Die Butter in einer Pfanne erhitzen, die Eimasse hineingeben und stocken lassen. Das Ganze erst nach etwa 3 Minuten umrühren, dabei mit einem Holzlöffel vom Rand her große Schollen zur Mitte schieben.
4. Inzwischen die Kresse abschneiden, kurz überbrausen und trockentupfen. Das Rührei mit den Gurkenraspeln garnieren und die Kresse darauf streuen.
ca. 215 kcal

Tip:

Dazu passen Tomatenachtel und schwarze Oliven.

LAUCHTORTE

Zubereitungszeit: ca. 1$^1/_4$ Std.

Zutaten für 1 Torte (8 Stücke):
Für den Teig:

200 g feines Weizenvollkornmehl
100 g kalte Butter
1 Eigelb
1 TL Meersalz
3 EL Wasser

Für den Belag:

500 g Lauch
500 g Zwiebeln
1 EL ungehärtetes Pflanzenfett
100 ml süße Sahne, 10% Fett
50 ml Wasser
2 Eigelb
$^1/_2$ TL geriebene Muskatnuß
1 Msp. Cayennepfeffer
1 TL Kräutersalz
1 gepreßte Knoblauchzehe
50 g Camembert, 60% Fett i. Tr.

Außerdem:

Mehl für die Arbeitsfläche
Butter für die Form

Zubereitung:

1. Das Weizenvollkornmehl mit der in Stücke geschnittenen Butter, dem Eigelb, Meersalz und Wasser zu einem geschmeidigen Teig verkneten.
2. Den Teig auf einer leicht bemehlten Arbeitsfläche ausrollen, in eine gefettete Springform (26 cm Ø) geben und einen kleinen Rand formen.

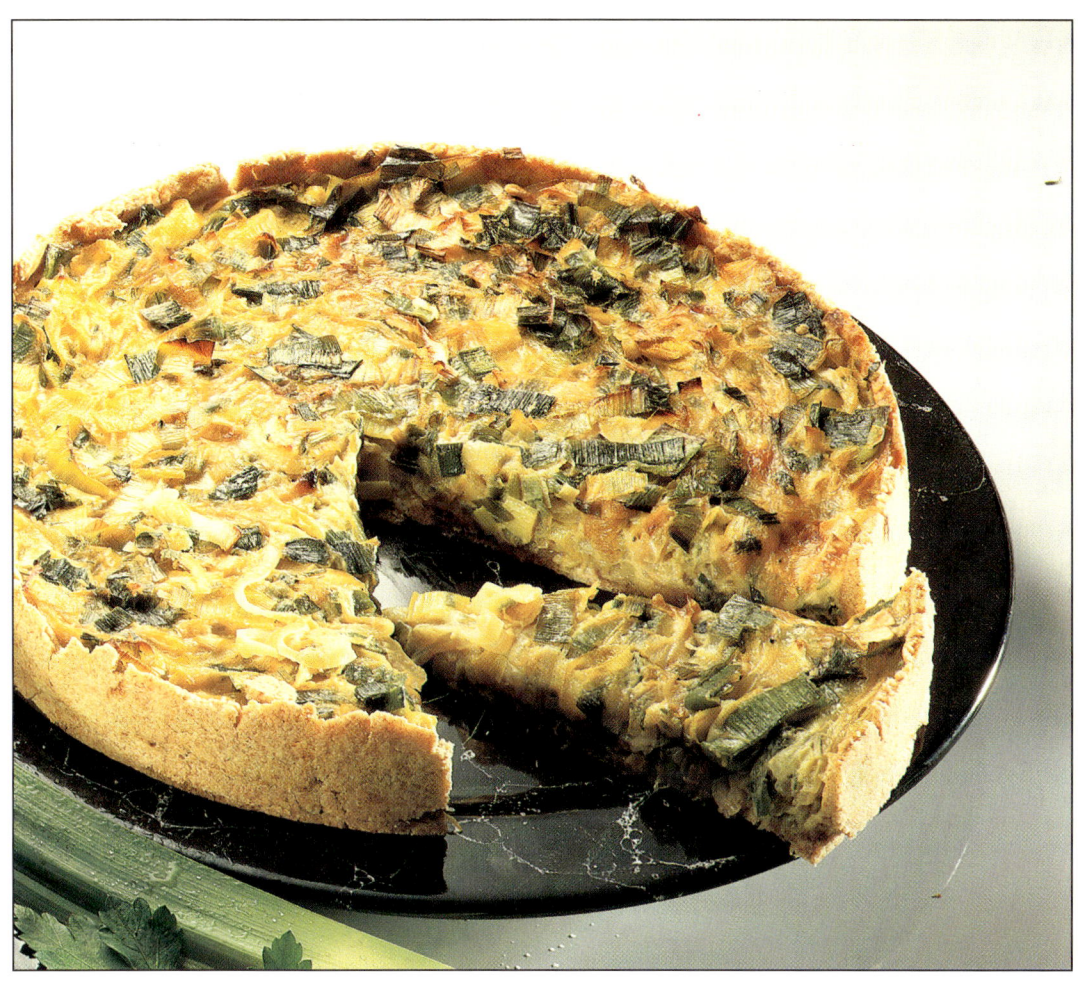

3. Zugedeckt im Kühlschrank etwa 30 Minuten ruhen lassen.
4. Inzwischen den Lauch und die Zwiebeln putzen bzw. schälen. Den Lauch gründlich waschen und dann ebenso wie die Zwiebeln in feine Ringe schneiden.
5. Das Fett in einer Pfanne erhitzen. Den Lauch und die Zwiebeln darin glasig dünsten.

6. Den Backofen auf 180 °C vorheizen. Die Sahne mit dem Wasser mischen und die Eigelbe dann verquirlen. Mit Muskatnuß, Cayennepfeffer, Kräutersalz und Knoblauch würzen.
7. Anschließend den Camembert in kleine Würfel schneiden und zu der Sahnemischung geben.

8. Die Sahnesauce mit dem Gemüse verrühren und auf dem Teigboden verteilen. Glattstreichen und im Ofen etwa 35 Minuten backen. Die Torte in 8 Stücke teilen und heiß servieren.
ca. 320 kcal
(auf dem Foto)

Tip:

Sie können die restliche Lauchtorte in Stücke geschnitten einfrieren.

GEFÜLLTE RIESENCHAMPIGNONS

Zubereitungszeit: ca. 35 Min.

Zutaten für 1 Portion:

4 Riesenchampignons
$^1/_2$ Bund Suppengrün
$^1/_2$ EL kaltgepreßtes Olivenöl
Kräutersalz
1 EL gehackter Estragon
1 EL Schmand (saure Sahne extra)
1 EL feingeschnittener Dill
40 g Blauschimmelkäse, mind. 60% Fett i. Tr.

Zubereitung:

1. Die Champignons putzen, kurz waschen oder vorsichtig abreiben. Die Stiele herausbrechen und fein hacken. Das Suppengrün putzen, waschen und in kleine Würfel schneiden.
2. Die Champignons in einem großen flachen Topf in etwas Wasser zugedeckt 7 bis 8 Minuten dünsten. Gleichzeitig das Öl in einer Pfanne erhitzen und Champignonstiele sowie Suppengrün bißfest dünsten.
3. Den Pfanneninhalt mit etwas Kräutersalz und dem Estragon würzen. Den Schmand sowie den Dill darunterrühren.
4. Das Wasser von den Champignonköpfen abgießen und diese mit dem Suppengemüse füllen. Die gefüllten Champignons wieder zurück in den Topf setzen.
5. Den Blauschimmelkäse würfeln und auf den Champignons verteilen. Den Topf schließen und den Käse bei schwacher Hitze schmelzen lassen.
ca. 270 kcal

Tips:

• Das restliche Suppengrün können Sie für das Rezept „Gemüsesuppe mit Käseknödeln" (S. 76) verwenden.

• Die gefüllten Champignons eignen sich auch als Beilage zu Pellkartoffeln (damit ergibt sich ein Kohlenhydratgericht) oder zu gedünstetem Fischfilet (diese Mahlzeit gehört dann in die Eiweißgruppe).

Variation:

Falls Sie keinen Blauschimmelkäse mögen, können Sie die Champignons auch mit Schafskäse (Feta) überbacken.

GEMÜSEPIZZA

Zubereitungszeit: ca. 1$^1/_2$ Std.

Zutaten für 2 Portionen:

ca. $^1/_2$ Würfel Hefe (25 g)
100 ml lauwarmes Wasser
200 g feingemahlener Weizen oder Dinkel
$^1/_2$ TL Vollmeersalz
1 TL Sonnenblumenöl
etwas Butter für die Form

Für den Belag:

1 Zwiebel, 1 Stange Lauch
1 rote Paprikaschote
100 g frische Champignons
1 EL Olivenöl, 1 TL Kräutersalz
2–3 TL Oregano oder Pizzagewürz
nach Belieben etwas Instant-Gemüsebrühe
1 Knoblauchzehe
6 schwarze entsteinte Oliven
60 g vollfetter Käse, mindestens 60 % Fett i. Tr.

Zubereitung:

1. Die Hefe in dem warmen Wasser auflösen und mit der Hälfte des Vollkornmehls zu einem Vorteig verrühren. Diesen etwa 20 Minuten an einem warmen Ort gehen lassen.
2. Anschließend das restliche Mehl, das Salz und das Sonnenblumenöl hinzufügen und alles zu einem geschmeidigen Teig verkneten. Den Teig zugedeckt an einem warmen Ort so lange gehen lassen, bis sich sein Volumen etwa verdoppelt hat.
3. Inzwischen die Zwiebel, den Lauch, die Paprikaschote und die Champignons schälen oder putzen, eventuell waschen und in kleine Streifen beziehungsweise in Scheiben schneiden. Das Gemüse im Olivenöl leicht andünsten. Mit Kräutersalz und Oregano oder Pizzagewürz abschmecken und beiseite stellen.
4. Den Teig nochmals kurz durchkneten. Eine Pizzaform (28 cm Ø) einfetten, gleichmäßig mit dem Teig auslegen und diesen mit einer Gabel mehrmals einstechen.
5. Den Backofen auf 200 °C vorheizen. Die Gemüsemischung je nach Geschmack mit etwas Gemüsebrühe nachwürzen. Den Knoblauch zerdrücken und zusammen mit den Oliven dazugeben.
6. Die Pizza etwa 12 Minuten backen. Den Käse in Scheiben schneiden und anschließend auf das Gemüse legen. Dann die Pizza weitere 8 Minuten backen, bis der Käse goldgelb zerlaufen ist. Die Pizza in 4 Stücke schneiden. Sofort servieren.
ca. 310 kcal pro Stück

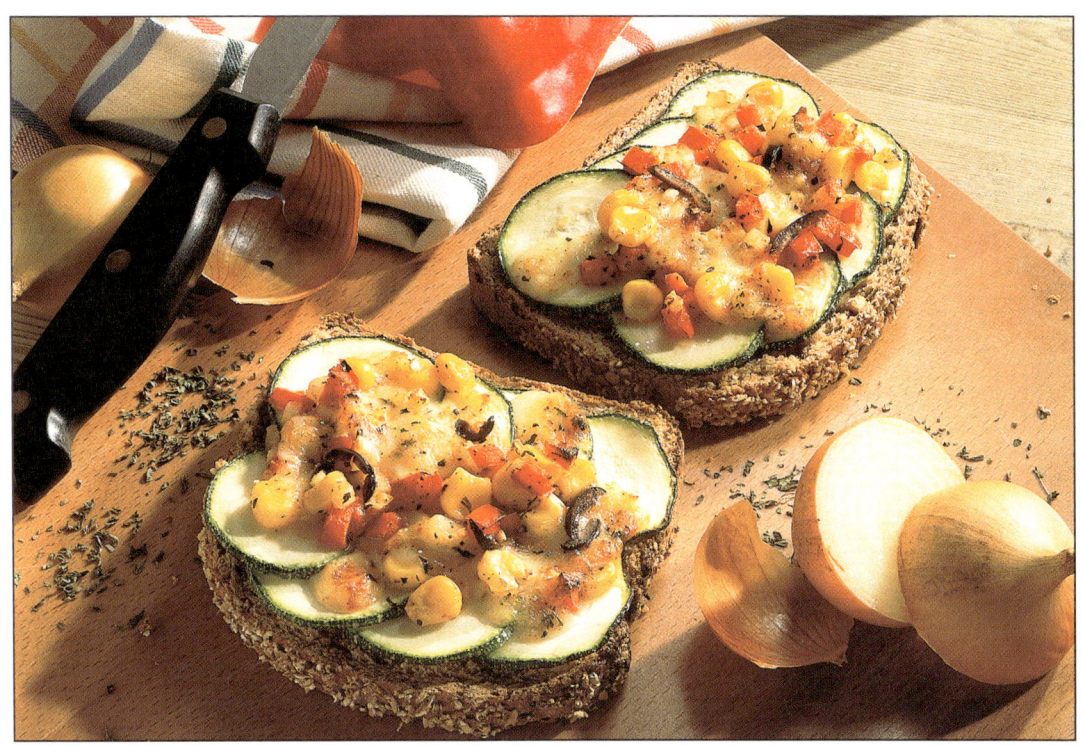

ÜBERBACKENER GEMÜSETOAST

Zubereitungszeit: ca. 20 Min.

Zutaten für 1 Portion:

$^1/_2$ kleine Zucchini
$^1/_2$ kleine rote Paprikaschote
$^1/_2$ kleine Zwiebel
4 schwarze Oliven
60 g Mozzarella
2 kleine oder 1 große Scheibe Weizenvollkornbrot
1 TL Butter
1 EL TK-Maiskörner
$^1/_2$ TL Kräutersalz
$^1/_2$ TL gerebelter Oregano
1 Msp. scharfes Paprikapulver

Zubereitung:

1. Den Backofen auf 225 °C oder den Grill vorheizen.
2. Die Zucchini putzen, waschen und in dünne Scheiben schneiden. Die Paprikahälfte waschen, putzen, entkernen und würfeln.
3. Die Zwiebel schälen und fein würfeln. Die Oliven entkernen und in Streifen schneiden. Den Mozzarella würfeln.
4. Brot mit Butter bestreichen und mit den Zucchinischeiben belegen. Mais, Paprika- und Mozzarellawürfel, Zwiebelwürfel und Olivenstreifen in einer Schüssel mischen und mit Kräutersalz, Oregano und Paprikapulver würzen.

5. Die Gemüsemischung auf den Brotscheiben verteilen und die Brote im Backofen auf der obersten Schiene oder unter dem Grill 7 bis 8 Minuten überbacken.
ca. 400 kcal
(auf dem Foto)

Variation:

Natürlich können Sie den Toast auch mit anderen Zutaten belegen. Besonders gut harmoniert ein Belag aus leicht gedünsteten Zwiebelringen und dünnen Champignonscheiben. Als Käse nehmen Sie entweder Mozzarella oder Butterkäse

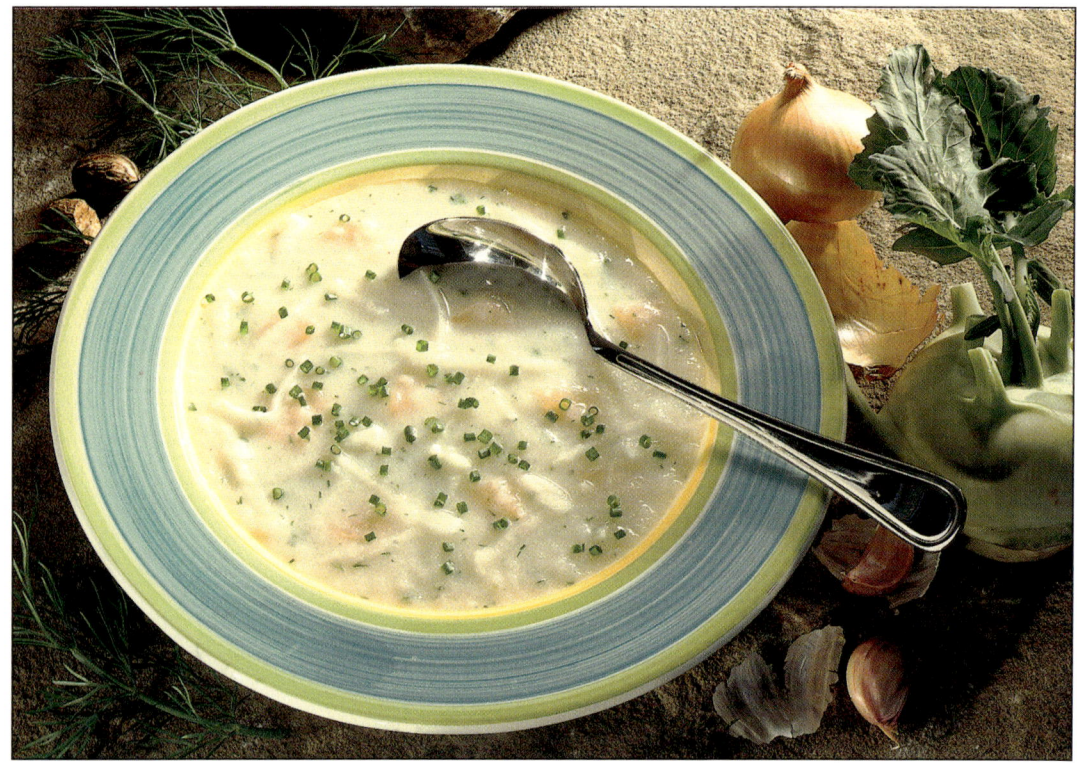

KOHLRABISUPPE MIT LACHS

Zubereitungszeit: ca 30 Min.

Zutaten für 1 Portion:

1 Kohlrabiknolle
$1/2$ Zwiebel
1 Knoblauchzehe
1 EL kaltgepreßtes Olivenöl
$1/4$ l vegetarische Gemüsebrühe (aus Instantpulver zubereitet)
1 Scheibe Räucherlachs
2 EL süße Sahne
1 EL gehackte Petersilie
1 EL feingeschnittener Dill
Kräutersalz
$1/4$ TL geriebene Muskatnuß
1 TL Schnittlauchröllchen

Zubereitung:

1. Den Kohlrabi schälen und vierteln. Ein Kohlrabiviertel beiseite legen, die übrigen in Würfel schneiden. Die Zwiebel schälen und würfeln. Den Knoblauch durch die Presse drücken.

2. Das Öl in einer Pfanne erhitzen. Die Zwiebel und den Knoblauch darin glasig andünsten. Dann die Kohlrabiwürfel hinzufügen und mit andünsten. Die Brühe dazugießen, das Gemüse aufkochen und dann zugedeckt bei schwacher Hitze etwa 15 Minuten köcheln lassen.

3. In der Zwischenzeit das zurückbehaltene Kohlrabiviertel grob raspeln. Die Lachsscheibe in kleine Quadrate schneiden.

4. Nun die Suppe mit dem Schneidstab pürieren. Sahne, Petersilie und Dill hinzufügen und die Suppe mit etwas Kräutersalz und Muskatnuß abschmecken.

5. Die Lachsstücke in einen Suppenteller geben und die Suppe darauf gießen. Das Ganze mit den Kohlrabiraspeln und den Schnittlauchröllchen bestreuen.
ca. 320 kcal

Tips:

• Die Suppe eignet sich gut zum Aufwärmen.

• Wenn Sie zu dieser neutralen Suppe Brot essen, gehört das Gericht in die Kohlenhydratgruppe.

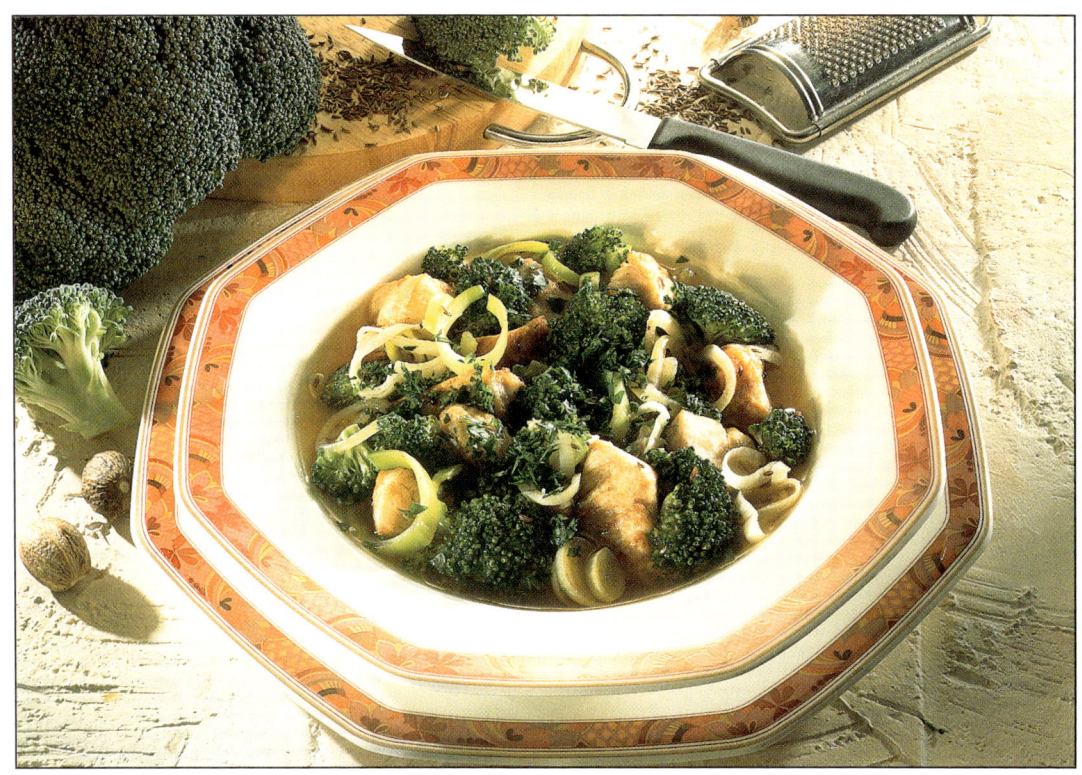

BROKKOLI-GEFLÜGEL-SUPPE

Zubereitungszeit: ca. 30 Min.

Zutaten für 1 Portion:

1 Zwiebel
1 kleine Stange Lauch
2 TL Butter
150 g Hähnchenbrustfleisch
1 TL Kümmel
$^1/_2$ TL frisch geriebene Muskatnuß
1 TL gerebelter Liebstöckel
400 ml vegetarische Gemüsebrühe (hergestellt aus Instantpulver)
200 g Brokkoliröschen
2 EL feingehackte Petersilie

Zubereitung:
1. Die Zwiebel schälen, den Lauch putzen und gründlich waschen. Beide Zutaten in feine Ringe schneiden.
2. Die Butter in einem Topf zerlassen. Die Zwiebel- und Lauchringe darin kurz andünsten.
3. Das Hähnchenfleisch abwaschen, trockentupfen und in Würfel schneiden. Diese zu dem Gemüse geben, und unter Rühren leicht anbraten.

4. Kümmel, Muskatnuß sowie Liebstöckel hinzufügen und die Brühe angießen. Dann den Topf schließen und alles 5 bis 8 Minuten leicht kochen lassen.
5. In der Zwischenzeit den Brokkoli in kleine Röschen teilen. Diese in die Suppe geben und etwa 10 Minuten bei nicht zu starker Hitze garen. Abschließend die Suppe mit der gehackten Petersilie bestreuen.
ca. 290 kcal

KALTE GURKENSUPPE

Zubereitungszeit: ca. 15 Min.

Zutaten für 1 Portion:

125 g Salatgurke

$^{1}/_{2}$ TL Meersalz

250 g Joghurt, 3,5% Fett

1 Knoblauchzehe (nach Belieben)

$^{1}/_{2}$ Bund Dill

Zubereitung:

1. Die Gurke schälen, grob raspeln und mit dem Salz leicht würzen.
2. Den Joghurt mit dem Schneebesen glattrühren und die Gurkenraspel hinzufügen. Je nach Geschmack die Knoblauchzehe durch die Presse dazudrücken.
3. Den Dill waschen, fein hacken und abschließend zur Gurkensuppe geben.
ca. 200 kcal

Tip:

Wenn Sie dazu ein Vollkornbrötchen essen, gehört dieses Gericht in die Kohlenhydratgruppe.

ZUCCHINI-KARTOFFEL-SUPPE

Zubereitungszeit: ca. 30 Min.

Zutaten für 1 Portion:

300 g Zucchini

200 g Kartoffeln

1 EL vegetarische Gemüsebrühe (Instantpulver)

1 Knoblauchzehe (nach Belieben)

2 EL süße Sahne

Zubereitung:

1. Die Zucchini putzen und waschen. Die Kartoffeln schälen. Beides in grobe Stücke schneiden.
2. Zucchini- und Kartoffelstücke zusammen mit etwa 350 ml Wasser in einen Topf geben, mit der Instantbrühe nach Belieben abschmecken und 15 bis 18 Minuten zugedeckt köcheln lassen.
3. Nach Belieben die Knoblauchzehe durch die Presse dazudrücken. Die Suppe im Mixer oder mit dem Schneidstab pürieren und mit der Sahne verfeinern.
ca. 240 kcal
(auf dem Foto: links)

Tip:

Essen Sie zu dieser Suppe 1 Scheibe Vollkornbrot.

KARTOFFEL-LAUCH-SUPPE

Zubereitungszeit: ca. 35 Min.

Zutaten für 1 Portion:

200 g Kartoffeln

1 große Stange Lauch

1 Zwiebel

1 EL Butter

2 EL süße Sahne

$^{1}/_{2}$ EL vegetarische Gemüsebrühe (aus Instantpulver)

1 Msp. geriebene Muskatnuß

Zubereitung:

1. Die Kartoffeln schälen und in kleine Würfel schneiden. Den Lauch putzen, gründlich waschen und in dünne Ringe schneiden.
2. Die Zwiebel schälen, fein würfeln und in der Butter glasig dünsten. Die Kartoffeln, den Lauch und 300 ml Wasser hinzufügen und alles bei nur geringer Hitzezufuhr im geschlossenen Topf in 18 bis 20 Minuten garen.
3. Das Ganze anschließend mit dem Schneidstab pürieren. Die süße Sahne in die Suppe rühren und diese mit der Instantbrühe sowie Muskatnuß abschmecken.
ca. 265 kcal
(auf dem Foto: rechts)

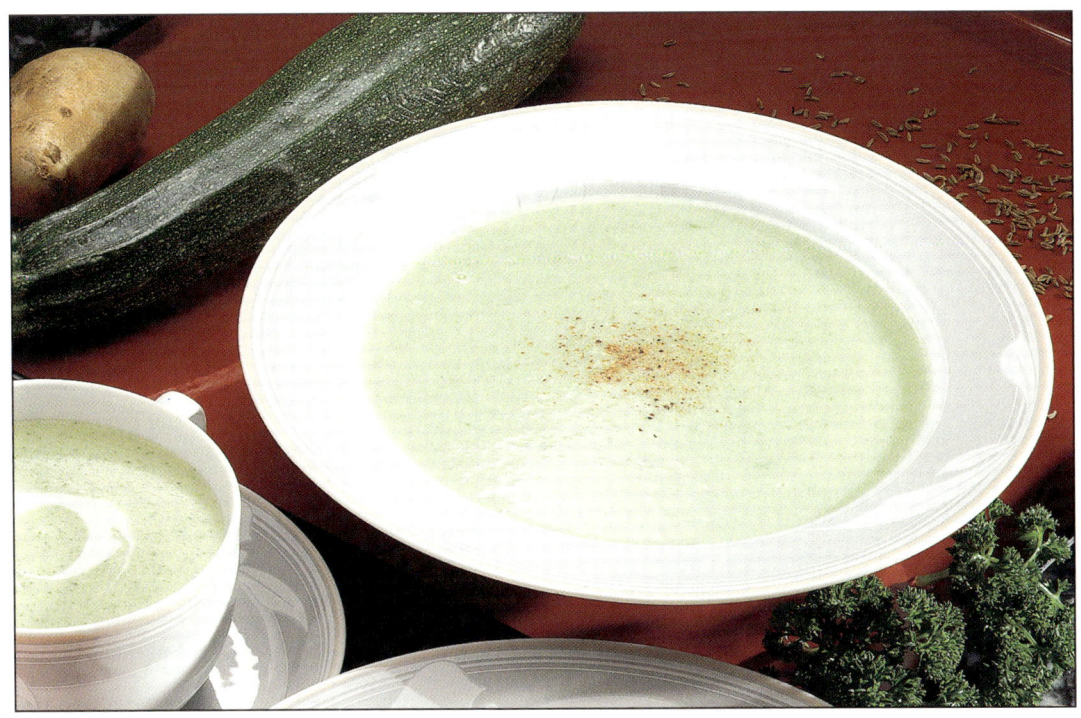

REISSALAT MIT SCHINKEN UND TOMATEN

Zubereitungszeit: ca. 15 Min.

Zutaten für 1 Portion:

50 g Joghurt, 3,5% Fett
1 EL saure Sahne
1 TL vergorenes Molkekonzentrat (Molkosan)
1 EL Schnittlauchröllchen
Cayennepfeffer
150 g in Gemüsebrühe gekochter Naturreis (entspricht ca. 50 g Rohgewicht)
4–5 Blätter Endiviensalat
50 g roher Rinderschinken
100 g kleine Tomaten
Kräutersalz (nach Belieben)

Zubereitung.

1. Den Joghurt mit Sahne und Molkosan verrühren. Den Schnittlauch hinzufügen und die Sauce mit etwas Cayennepfeffer würzen. Den Reis mit der Sauce mischen.

2. Die Salatblätter putzen, waschen trockentupfen und in Streifen schneiden. Den Schinken in feine Streifen schneiden. Die Tomaten waschen und je nach Größe halbieren oder vierteln.

3. Kurz vor dem Verzehr den Reis mit dem Endivien, den Schinkenstreifen und den Tomaten mischen. Den Salat eventuell mit etwas Kräutersalz abschmecken.

ca. 400 kcal

Variation:

Statt des Endiviensalates können Sie den restlichen Rucolasalat vom Rezept „Knackiger Salat mit Roastbeef" (S. 96).

KNACKIGER SALAT MIT ROASTBEEF

Zubereitungszeit: ca. 30 Min.

Zutaten für 1 Portion:
Für den Salat:

½ kleiner Eisbergsalat
5 Radieschen
½ gelbe Paprikaschote
2 reife Tomaten
½ Bund Rucolasalat (Rauke)

Für die Marinade:

½ EL kaltgepreßtes Olivenöl
1 EL vergorenes Molkekonzentrat (Molkosan)
2 EL süße Sahne
2 EL gehackte Petersilie
½ TL Kräutersalz

Außerdem:

50 g Roastbeef in Scheiben
1 hartgekochtes Ei

Zubereitung:
1. Vom Eisbergsalat die Blätter verlesen. Diese putzen, waschen und trockentupfen. Dann in Stücke zerteilen. Die Radieschen waschen und in dünne Scheiben schneiden.
2. Die Paprikaschote waschen, halbieren, entkernen und in kleine Würfel schneiden. Die Tomaten waschen, trockenreiben, von den Stielansätzen befreien und fein würfeln.
3. Die Blätter des Rucolasalates waschen, trockentupfen und dann quer in Streifen schneiden.
4. Öl, Molkekonzentrat, 4 Eßlöffel Wasser und Sahne miteinander verrühren. Die Petersilie dazugeben und alles mit dem Salz abschmecken.

5. Alle vorbereiteten Salatzutaten in eine Schüssel geben und mit der Marinade mischen.
6. Das Roastbeef in feine Streifen schneiden, das Ei pellen, vierteln und den Salat mit beidem garnieren.
ca. 365 kcal
(auf dem Foto oben)

Tips:
• Den restlichen Eisbergsalat können Sie für die Rezepte „Fruchtiger Salat mit Putenbraten" (S. 99) oder „Italienischer Salat" (S. 100) verwenden.

• Rucolasalat, auch Rauke genannt, ist mit Rettich und Radieschen verwandt und schmeckt intensiv würzig.

BUNTER GEFLÜGELSALAT

Zubereitungszeit: ca. 30 Min.

Zutaten für 1 Portion:
Für den Salat:

2 TL ungehärtetes Kokosfett (aus dem Reformhaus)
1 Hähnchenbrustfilet
1 Frühlingszwiebel
½ rote Paprikaschote
½ grüne Paprikaschote
100 g Champignons
1 EL Zitronensaft
¼ Kohlrabiknolle

Für die Sauce:

5 EL Joghurt, 3,5% Fett
1 EL saure Sahne
1 EL Zitronensaft
1 EL Schnittlauchröllchen
½ TL Kräutersalz, Cayennepfeffer

Zubereitung:
1. Das Fett in einer Pfanne erhitzen und das Hähnchenbrustfilet darin bei starker Hitze kurz auf beiden Seiten braun anbraten. Dann die Hitze reduzieren und das Fleisch zugedeckt von jeder Seite in 5 bis 7 Minuten garen. Es anschließend abkühlen lassen.
2. Inzwischen die Frühlingszwiebel waschen, putzen und fein würfeln. Die Paprikahälften waschen, entkernen und in Streifen schneiden. Die Champignons putzen, kurz waschen oder vorsichtig abreiben. Sie dann in Scheiben schneiden und mit dem Zitronensaft beträufeln. Den Kohlrabi schälen und grob raspeln.
3. Für die Sauce den Joghurt mit Sahne, Zitronensaft und Schnittlauch verrühren. Mit Kräutersalz und etwas Cayennepfeffer abschmecken.
4. Das abgekühlte Hähnchenfleisch in Würfel schneiden und mit dem Gemüse mischen. Die Salatsauce dann mit Fleisch und Gemüse vermengen.
ca. 330 kcal
(auf dem Foto unten)

Tip:
Dieser Salat eignet sich gut zum Mitnehmen an den Arbeitsplatz. Bewahren Sie die Salatsauce getrennt von den anderen Salatzutaten auf, und mischen Sie beides erst kurz vor dem Verzehr.

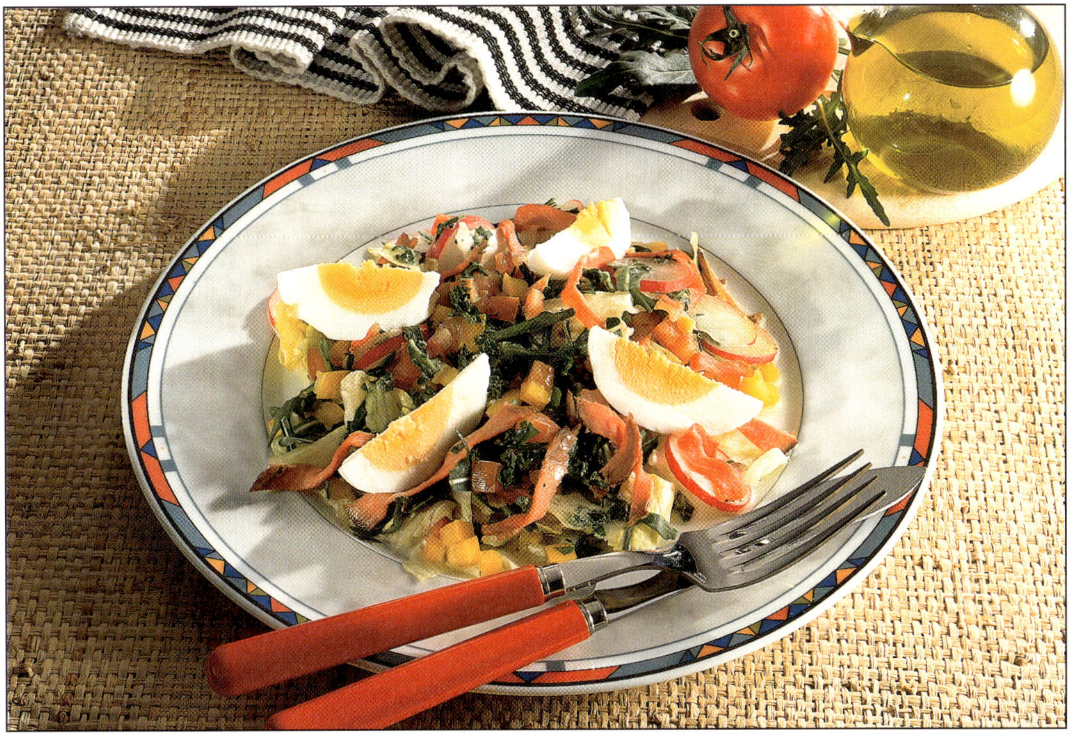

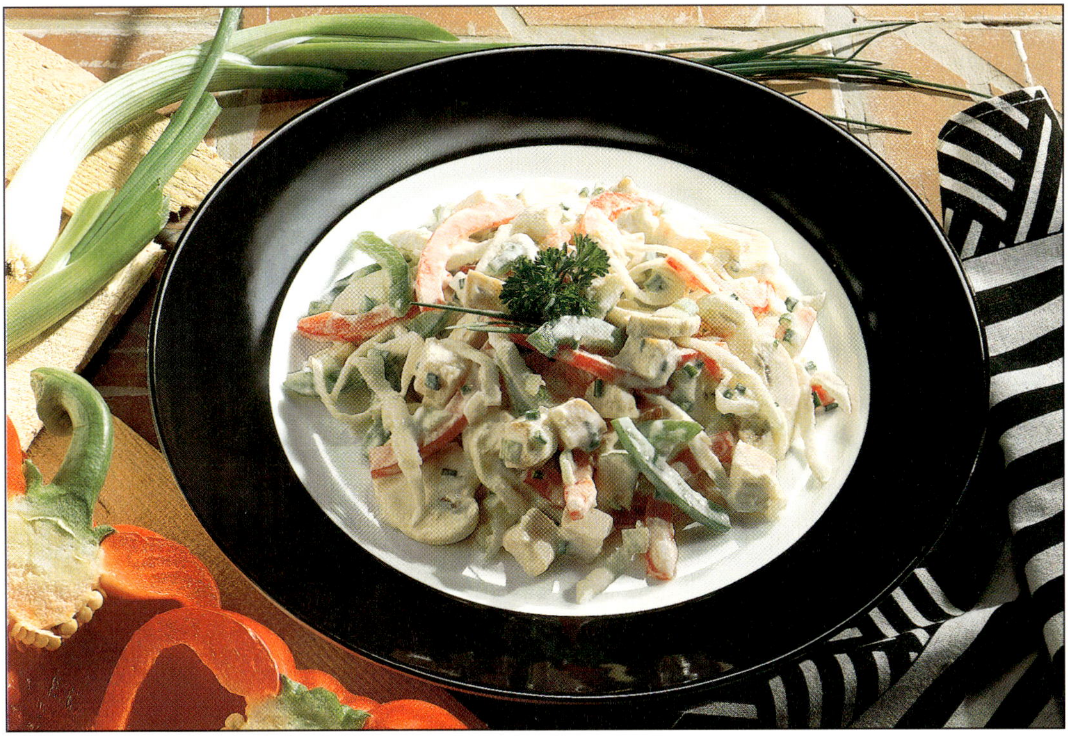

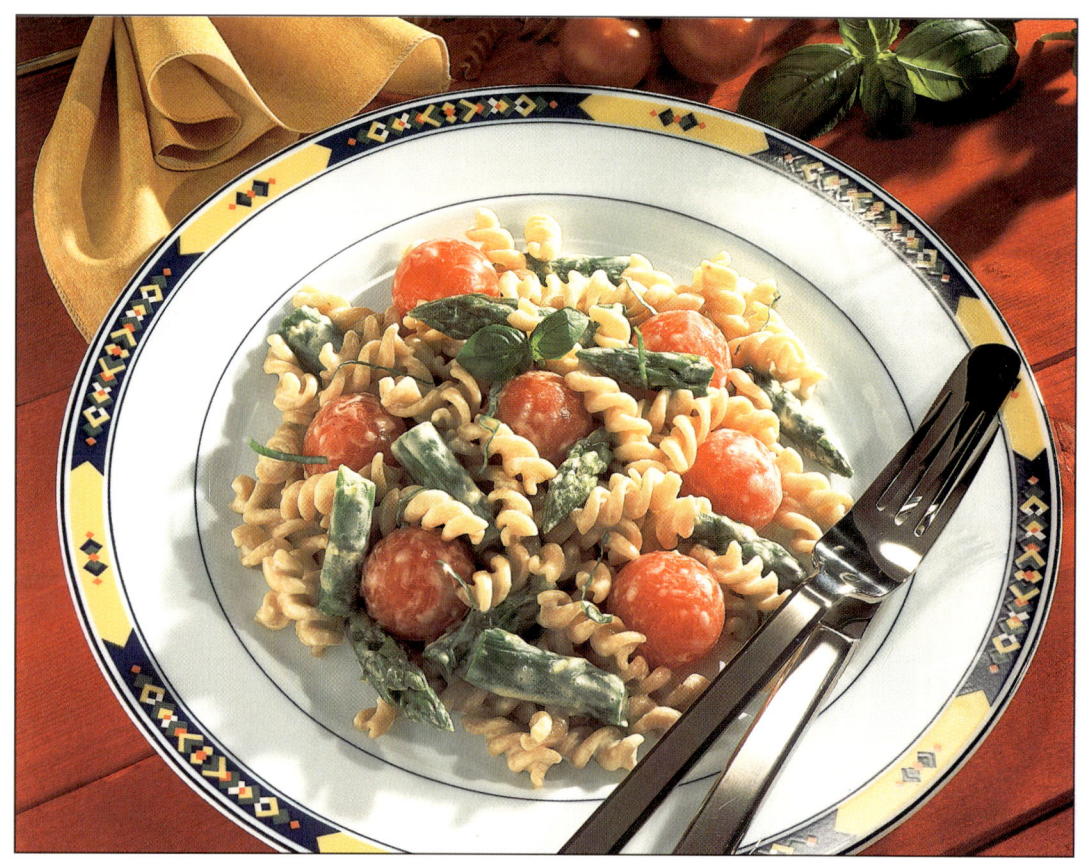

NUDELSALAT MIT GRÜNEM SPARGEL

Zubereitungszeit: ca. 20 Min.

Zutaten für 1 Portion:

150 g grüner Spargel

$^1/_2$ TL Meersalz

100 g Kirschtomaten

6–8 Basilikumblättchen

1 EL Doppelrahmfrischkäse

2 EL Joghurt, 3,5% Fett

$^1/_2$ TL Kräutersalz

100 g gekochte kleine Vollkornnudeln (entspricht ca. 40 g Rohgewicht)

Zubereitung:

1. Den Spargel waschen und eventuell die Enden abschneiden. Die Stangen schräg in 3 cm lange Stücke schneiden und in reichlich leicht gesalzenem Wasser bißfest kochen.
2. Inzwischen die Tomaten waschen. Die Basilikumblättchen waschen, trockentupfen und in Streifen schneiden.
3. Für die Sauce den Frischkäse mit dem Joghurt und dem Kräutersalz verrühren und das Basilikum dazugeben.
4. Die Spargelstücke abtropfen und abkühlen lassen. Spargel, Nudeln und Tomaten miteinander vermengen.

5. Die Salatzutaten kurz vor dem Verzehr mit der Sauce mischen.
ca. 280 kcal

Tip:

Diesen Salat können Sie auch als Mahlzeit am Arbeitsplatz einplanen.

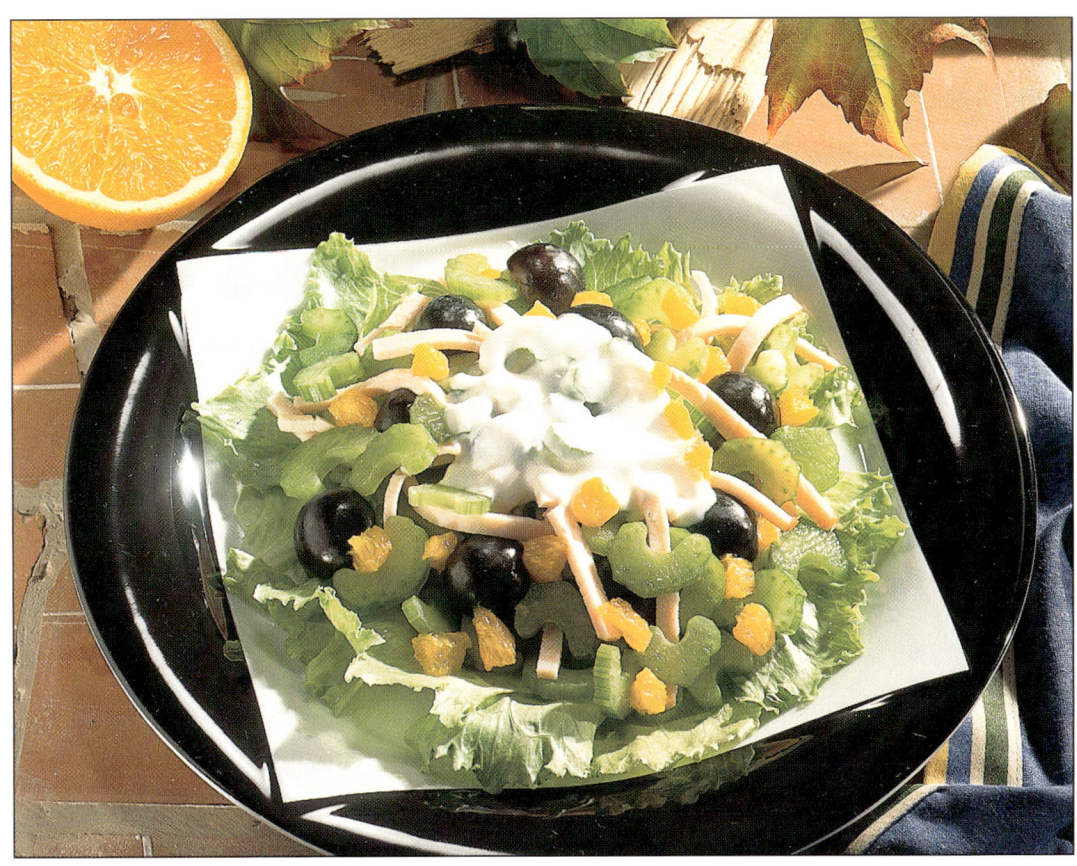

FRUCHTIGER SALAT MIT PUTENBRATEN

Zubereitungszeit: ca. 10 Min.

Zutaten für 1 Portion:

Für den Salat:

6–8 Blätter Eisbergsalat

1 Stange Bleichsellerie

50 g Putenbraten in Scheiben

50 g blaue Weintrauben

$^1/_2$ Orange

Für die Sauce:

5 EL Joghurt, 3,5% Fett

1 EL saure Sahne, 1 EL Zitronensaft

1 TL Frutilose (Obstdicksaft aus dem Reformhaus)

Zubereitung:

1. Die Salatblätter putzen, waschen, trockentupfen und in mundgerechte Stücke zerpflücken.
2. Den Sellerie putzen, waschen und in Scheiben schneiden. Die Trauben waschen und halbieren. Die Orange schälen und würfeln. Den Putenbraten in Streifen schneiden.

3. Für die Sauce den Joghurt mit der sauren Sahne, dem Zitronensaft und der Frutilose verrühren.
4. Alle Salatzutaten mischen und die Sauce kurz vor dem Verzehr dazugeben.
ca. 250 kcal

BUNTER SPROSSENSALAT

Zubereitungszeit: ca. 25 Min.

Zutaten für 1 Portion:
Für den Salat:

1/2 Chinakohl (125 g küchenfertig)
75 g Champignons
75 g Sojabohnensprossen
2 Tomaten

Für die Sauce:

1 TL vergorenes Molkekonzentrat (Molkosan)
3 EL saure Sahne
1/2 TL Kräutersalz
2 EL gemischte, gehackte Kräuter (z.B. Basilikum, Petersilie, Sauerampfer)
1 EL kaltgepreßtes Sonnenblumenöl

Außerdem:

5 Walnußkerne

Zubereitung:

1. Den Chinakohl putzen und waschen. Die Champignons putzen, kurz waschen oder vorsichtig abreiben und ebenso wie die Chinakohlblätter in Streifen schneiden.
2. Die Sojabohnensprossen überbrausen und abtropfen lassen.
3. Die Tomaten waschen, von den Stielansätzen befreien und achteln. Das vorbereitete Gemüse mischen.
4. Nun das Molkekonzentrat mit der sauren Sahne, 2 Eßlöffeln Wasser und dem Kräutersalz verrühren. Die Kräuter und das Öl daruntermischen und die Sauce auf den Salat gießen. Die Walnüsse gehackt oder im Ganzen darauf streuen.
ca. 215 kcal
(auf dem Foto: oben)

Tip:
Wenn Sie zum Salat 1 Scheibe Brot oder ein Vollkornbrötchen essen, gehört er in die Kohlenhydratgruppe.

ITALIENISCHER SALAT

Zubereitungszeit: ca. 30 Min.

Zutaten für 1 Portion:
Für den Salat:

1/2 kleiner Eisbergsalat
2 Tomaten
1/2 Zwiebel
1/2 Salatgurke

Für die Sauce:

1 EL vergorenes Molkekonzentrat (Molkosan)
1 TL Kräutersalz
1 EL kaltgepreßtes Olivenöl
5 in Öl mit Knoblauch eingelegte Oliven

Außerdem:

2 EL gehackte Kräuter (z. B. Dill, Basilikum, Petersilie)

Zubereitung:

1. Vom Eisbergsalat die Blätter verlesen. Diese putzen, waschen, trockentupfen und in Stücke zupfen.
2. Die Tomaten waschen, halbieren, von den Kernen und den Stielansätzen befreien und das Fruchtfleisch in kleine Würfel schneiden.
3. Die Zwiebel schälen, in dünne Ringe schneiden und diese kurz mit kochendem Wasser überbrühen.
4. Die Gurke schälen, längs vierteln, entkernen und in etwa 1 cm dicke Stücke schneiden. Alle vorbereiteten Zutaten in einer Schüssel vermengen.
5. Für die Sauce das Molkekonzentrat mit 100 ml Wasser verdünnen. Dann zuerst das Kräutersalz und anschließend das Olivenöl hineinrühren.
6. Die Oliven zu den Salatzutaten geben, die Sauce darunterheben und den Salat mit den Kräutern bestreuen.
ca. 145 kcal
(auf dem Foto: unten)

Tip:
Sie können diesen neutralen Salat durch Krabben oder Käse (bis 50% Fett i. Tr.) ergänzen. Er ist dann ein Eiweißgericht.

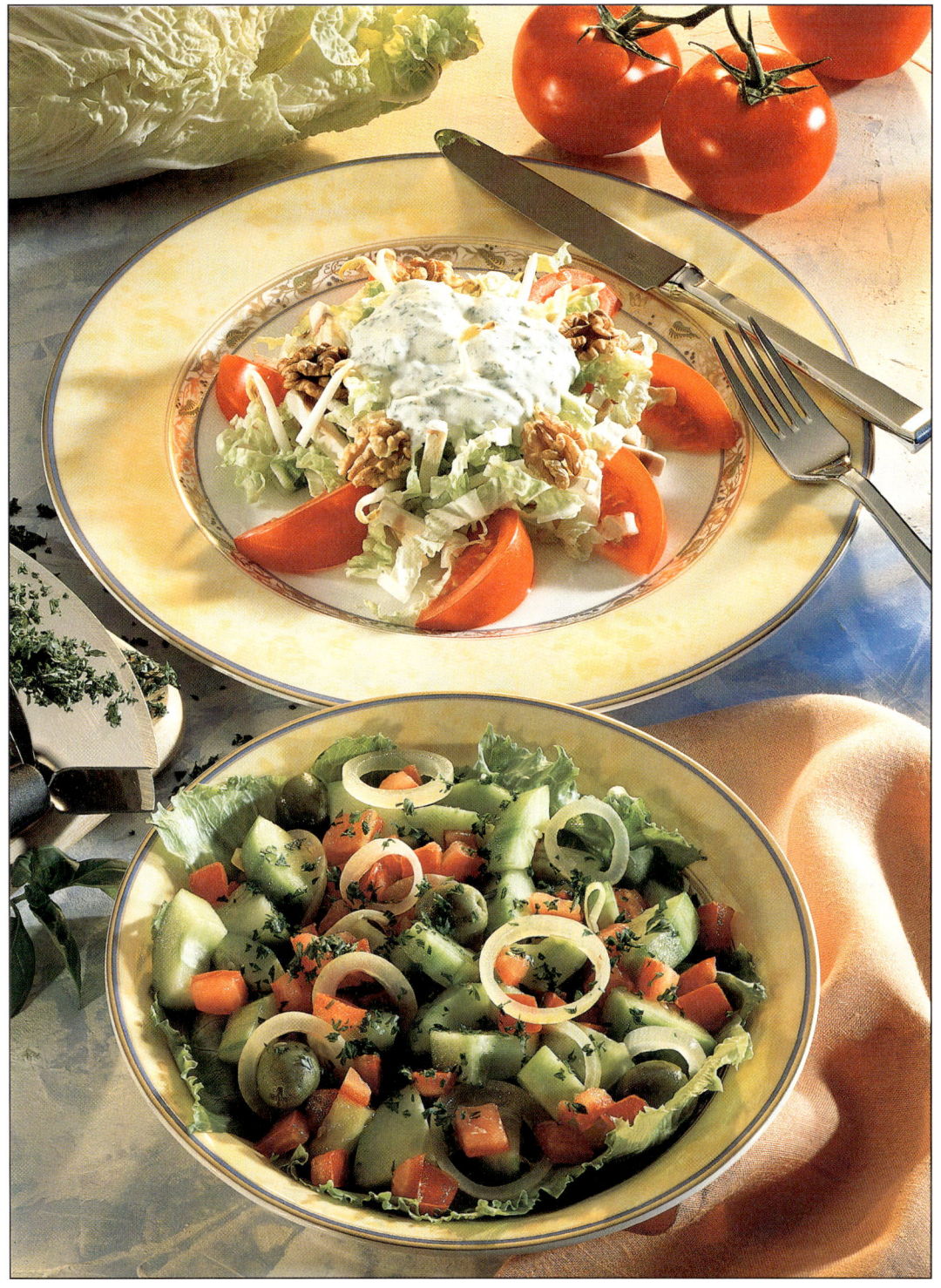

MARINIERTER SCHAFSKÄSE MIT TOMATEN

Zubereitungszeit: ca. 10 Min.
Zeit zum Durchziehen: mind. 8 Std.

Zutaten für 1 Portion:

60 g Schafskäse, in Lake eingelegt (Feta)

1 EL kaltgepreßtes Olivenöl

$1/2$ TL gehackter Thymian

$1/2$ TL gehackter Rosmarin

2 große Tomaten

5 grüne entsteinte Oliven

Zubereitung:

1. Am Vorabend den Käse abtropfen lassen und in kleine Würfel schneiden. Sie mit dem Öl beträufeln und mit Thymian und Rosmarin vorsichtig vermengen. Die Käsewürfel in einem verschließbaren Gefäß im Kühlschrank über Nacht durchziehen lassen.
2. Am Tag der Zubereitung die Tomaten waschen und quer zu den Stielansätzen in Scheiben schneiden. Die Stielansätze herausschneiden. Die Oliven ebenfalls in dünne Scheiben schneiden.
3. Kurz vor dem Verzehr die Tomatenscheiben mit den Oliven und den Schafskäsewürfeln anrichten.
ca. 300 kcal

Tip:

Wenn Sie zu diesem neutralen Gericht Brot essen möchten, gehört es in die Kohlenhydratgruppe.

GEFÜLLTE FLEISCHTOMATEN

Zubereitungszeit: ca. 15 Min.

Zutaten für 1 Portion:

2 Fleischtomaten

1 Stück Rettich (ca. 5 cm lang)

1 EL Doppelrahmfrischkäse mit Kräutern

1 EL Joghurt, 3,5% Fett

1/2 geräuchertes Makrelenfilet

3 EL aufgetaute TK-Erbsen

Zubereitung:

1. Von den gewaschenen Tomaten jeweils einen Deckel abschneiden und die Früchte aushöhlen. Die Kerne entfernen, das feste Fruchtfleisch in Würfel schneiden.
2. Den Rettich schälen, der Länge nach vierteln und die Viertel in kleine Stücke schneiden oder grob hobeln. Den Frischkäse mit dem Joghurt verrühren.
3. Das Makrelenfilet enthäuten und in Würfel schneiden. Diese mit Tomatenwürfeln, Erbsen, Rettich und Frischkäse miteinander vermengen.
4. Diese Mischung in die Tomaten füllen und die Deckel darauf setzen.
ca. 280 kcal

Tip:

Die gefüllten Tomaten können Sie, in ein verschließbares Gefäß gesetzt, mit zur Arbeit nehmen. Bewahren Sie sie bis zum Verzehr kühl auf.

BUNTER KARTOFFELSALAT

Zubereitungszeit: ca. 15 Min.
Zeit zum Durchziehen: mind. 1 Std.

Zutaten für 1 Portion:
Für den Salat:

200 g Pellkartoffeln

1 kleine Frühlingszwiebel

50 ml vegetarische Gemüsebrühe

1 große Möhre

1 Stück Salatgurke (10 cm)

Für die Sauce:

2 EL Joghurt, 3,5% Fett

1 EL Molkosan

$1/2$ TL Kräutersalz

$1/4$ TL edelsüßes Paprikapulver

3 EL gehackte glatte Petersilie

Zubereitung:

1. Die Kartoffeln schälen und in Scheiben schneiden. Die Frühlingszwiebel putzen, waschen, fein würfeln und auf den Kartoffelscheiben verteilen. Die Brühe erhitzen und auf die Kartoffeln gießen. Den Salat in ein verschließbares Gefäß geben und mindestens 1 Stunde ziehen lassen.
2. Inzwischen die Möhre schälen und grob raspeln. Die Gurke waschen, der Länge nach vierteln, entkernen und in Scheiben schneiden.
3. Für die Sauce alle Zutaten verrühren. Den Kartoffelsalat, das vorbereitete Gemüse und die Salatsauce kurz vor dem Verzehr vorsichtig miteinander vermengen.
ca. 220 kcal
(auf dem Foto)

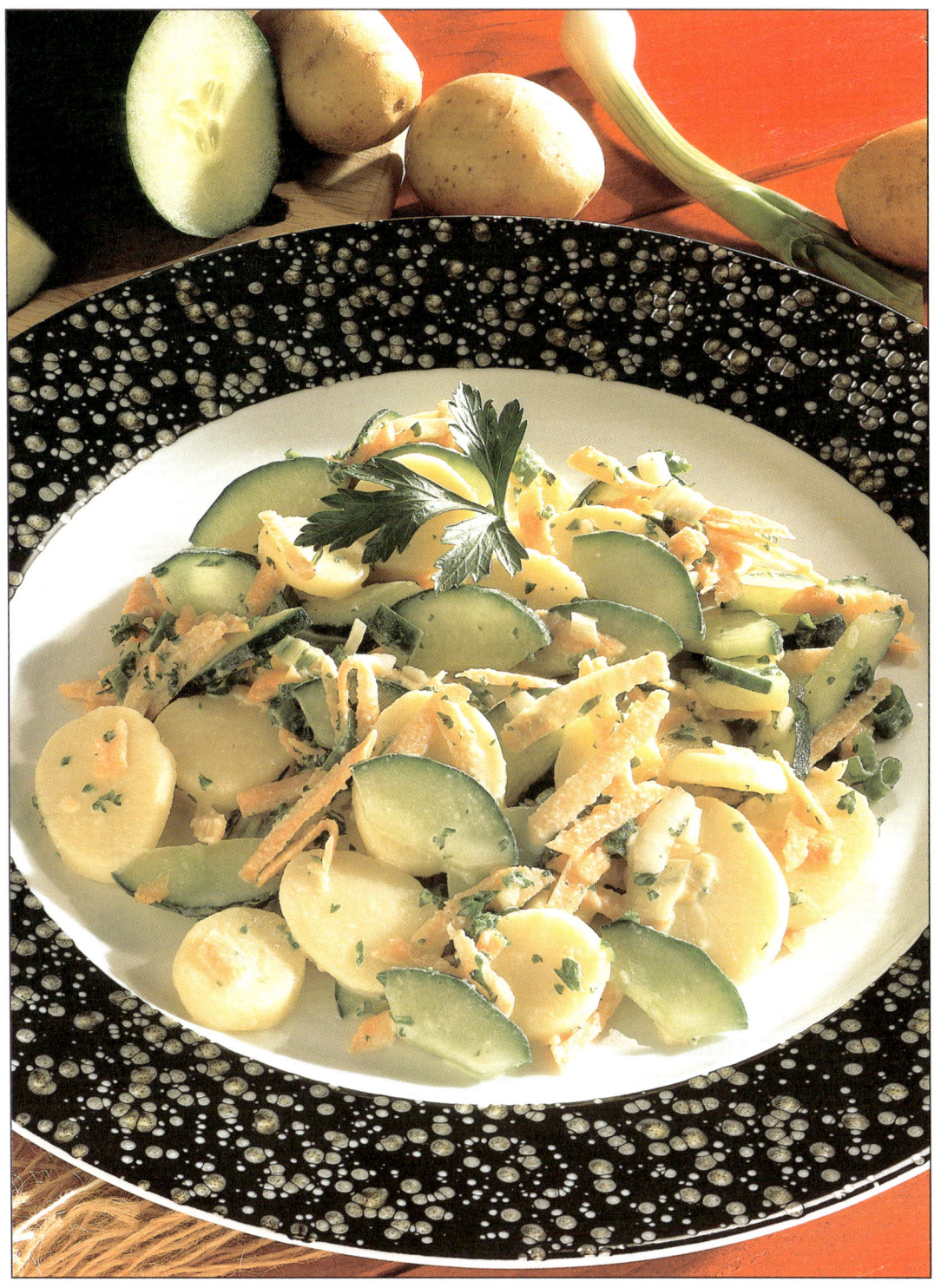

Rezeptverzeichnis